Роман Савин

СДВГ Лайф или Записки из непоседского дома

2017

УДК 82-3
ББК 84-4
С13

Шрифты предоставлены компанией «ПараТайп»

С13 **Савин Роман**
СДВГ Лайф или Записки из непоседского дома / Роман Савин. — [б. м.] : [б. и.], 2017. — 312 с. — [б. н.]

Книга «СДВГ ЛАЙФ или Записки из непоседского дома» — это рассказ о том, как живётся ребёнку и взрослому с СДВГ, что такое СДВГ и как нам выбраться из этой норы. Миссия проекта — повысить осознанность о СДВГ в обществе, и спасти как можно больше Непосед и их: родителей, супругов, детей. Аудитория: родители/супруги Непосед, Непоседы, учителя, социальные работники, все интересующиеся СДВГ.

УДК 82-3
ББК 84-4

(18+) В соответствии с ФЗ от 29.12.2010 №436-ФЗ

© Роман Савин, 2017
© Сергей Нестеренко, иллюстрации, 2017
© Ирина Макушина, фотографии, 2017

Посвящается
бойцам невидимого фронта
и их попутчикам

Карьера Савина. Начало

*Покуда ноги есть — дорога не кончается
Все не кончается, и не кончается,
Покуда..па есть — с ней что-то приключается,
Все приключается, и приключается.*

— *Иваси, Бережкареки*

Давайте заглянем на урок алгебры в 10 «Б»:

— Валентина Матвеевна объясняет материал
— отличники записывают
— двоечники как бы записывают
— **Рома сочиняет стихи**

— Валентина Матвеевна дает практическую работу
— отличники решают
— двоечники перекатывают
— **Рома допекает Иру С., пойдет ли она с ним в кино**

— Валентина Матвеевна собирает тетрадки
— отличники сияют
— двоечники трясутся
— **Рома спрашивает у Валентины Матвеевны: «*А как часто Вы используете интегралы в реальной жизни?*»**

***

Мои художества начались, конечно, раньше.

Не успел я пойти в школу, как получил в нос от Зои Антоновны, моей первой учительницы.

Бедная женщина... Уж и не вспомнить, что зажгло ее гнев: кнопка на стуле, сломанная парта или натертая мылом школьная доска...

Класс смеялся, я смывал кровь, Зоя Антоновна стояла рядом, готовая провалиться сквозь землю.

Но могу ли я осудить доведенного до крайности человека? Нет и еще раз нет!

Чего стоят две капли крови в сравнении с литрами жизни, которые я жадно пил из сердец тех, чьи прямые пути пересеклись с моей кривой дорожкой?

Я был не ребенком, а сгустком энергии, квазаром, испепеляющим представления нормальных людей обо всем разумном, добром и вечном.

***

Досталось и маме. Мама принадлежит к людям, которые всего добиваются сами и до близкого знакомства с мной слово «невозможно» отсутствовало в ее лексиконе.

Отправив меня в первый класс, она специально взяла отпуск, чтобы помочь мне войти в ритм новой жизни.

Это была плохая затея.

После отчаянных уговоров, громких скандалов и горючих слез она поняла, что меня проще придушить, чем изменить.

***

Дело в том, что минут через 10 после начала домашней работы **мои мысли внезапно превращались в скакунов**, уносящих извилины мозга от учебников-тетрадок в прекрасное далеко.

Я честно старался быть хорошим сыном и примерным учеником, но **скакуны приходили, как по расписанию, и я ничего не мог с собой поделать**.

В итоге, мама выучила слово «невозможно» и вернулась на службу, а я получил вольную и вернулся к дворовой шпане.

***

На моей совести было не менее половины шкод, случавшихся в классе, будь то беганье по партам, игра в сифака (салки половой тряпкой) или групповые прогулы.

Если в классе взрывалась бомбочка или же мелок отказывался писать на доске, то учителя даже не устраивали дознание, а просто брали меня за шкирку и вели к завучу, который неизменно встречал меня восклицанием «ЕП-понский бог! Опять ты, Савин!».

Придя домой после школы, я спускал в унитаз оставленный мамой борщ, брал хрустящее яблочко и садился за книги — в основном я читал сказки или же что то о приключениях/путешествиях/войнах.

Устав читать, я переключался на свое очередное хобби, а потом шел к девчонкам-отличницам, чтобы списать домашнюю работу.

Но жить по-настоящему я начинал лишь вечером, когда вся шушера из окрестных ПТУ, техникумов и моей школы стекалась к турникам и мы могли делать, что хотели: прогулки по крышам многоэтажек, воровство гантелей с завода, прыжки над торчащей арматурой были нашими обычными занятиями.

Непоседливость и жажда приключений были настолько же естественны для меня, как вода для рыбы.

Усидчивость и способность следовать инструкциям были настолько же НЕестественны для меня, как вода для кошки.

***

В то время, как нормальные дети четко принадлежали к какому-то школьному сословию, типа «подонок», «ботаник», «тихий троечник», я, как парус одинокий, болтался между ними, не зная, куда приткнуться.

Я находил общий язык и с теми, кто ненавидел школу сильнее меня, и с теми, кто любил ее, как мать родную.

Меня восхищали лидеры, интриговали изгои, привлекали отличницы, удивляли те, кто мог учиться хорошо, но плевать хотел на занятия, и те, кто учился хорошо, хотя имел ноль оригинальности.

***

Каждый школьный день меня пытали несколько раз по сорок пять минут, но я не позволял обстоятельствам изменить себя и оставался верен своей расхристанной душе.

Не то, чтобы я был туп в классическом смысле этого слова. Скорее так — **я был великолепен в том, что меня увлекало и убог во всем остальном.**

***

Но каким-то образом, сначала экзамены, а потом сессии сдавались, школы и институты оканчивались, и я стал взрослым.

Став взрослым, я влился в ряды офисного планктона, а когда меня уволили с работы после очередного российского кризиса, я собрал вещички, купил тур в США и остался там жить.

***

Я бежал от себя, надеясь, что перемена страны проживания переменит алгоритмы моего поведения.

Я находил работы и терял их, зарабатывал деньги и растрачивал их.

Я уходил в депрессию и совершал глупости, которые могли стоить мне жизни, но потом возрождался, как Феникс, чтобы снова достигнуть высот и снова рухнуть камнем вниз.

Люди, которые по неосторожности сближались со мной, либо становились друзьями до гроба, либо получали душевную травму... наверное, тоже до гроба.

Но и у тех, и у других сближение вызывало разрыв шаблона, так как моя импульсивность, искренность, нелогичность и открытость не укладывались в рамки здравомыслящего человека.

Освобождение от ответственности

Ну, как вам такое вступление?

Кстати, пока не забыл:

Я освобождаю себя от любой ответственности за любые последствия, которые мои Записки принесут в мир.

Я ни к чему не призываю, ничего не пропагандирую, ни на что не намекаю и мой бред не может быть никоим образом истолкован в качестве руководства к действию или как медицинская рекомендация.

Любые действия, предпринятые читателем в результате прочтения моих Записок, — это ответственность читателя, а вовсе не моя.

Я не имею медицинского образования и просто рассказал о своем личном опыте, связанным с **Синдромом Дефицита Внимания и Гиперактивности (СДВГ)**, а также поделился информацией, взятой из открытых источников.

В то же время, если книга кому-то поможет, я буду открыт для получения лучей добра, а также астраханской воблы, которую в моих американских пенатах не сыскать днем с огнем.

Кстати, я буду называть:

- **Непоседами** *людей* **с** *СДВГ (хотя среди СДВГшников встречаются и самые что ни на есть* ***поседы****), а*
- **Ботаниками** *людей* **без** *СДВГ.*

Может и не научно, зато прикольно.

***

Итак, я начинаю свой рассказ.

Часть 1. Неведомая фигня

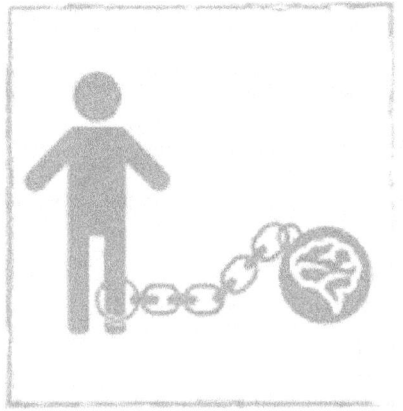

Марафон на костылях или рыба на дереве

> *Большинство людей ведет безнадежное существование. То, что зовется смирением, на самом деле есть убежденное отчаяние.*
> — Генри Дэвид Торо, Уолден

Разрешите представиться

Меня зовут Роман Савин.

Вы, наверное, спросите, зачем я вломился в вашу жизнь со своим рассказом? Очень просто — я хочу поведать вам о том, как живется ребенку и взрослому с СДВГ.

Скажу сразу — нехорошо живется. Конечно, у каждого своя судьба, и «нехорошо» варьируется, но... **Если человек по какой-то причине ходит на костылях, то никому в голову не придет требовать от него пробежать марафон.** Не просить, а именно требовать.

И будет полным бредом злиться на человека на костылях за то, что на команду: «Встал, побежал», он посмотрит на вас, как на дебила. И будет переполненным бредом наказать его...

Общество предъявляет к СДВГшникам именно такие требования: **мы должны делать то, что мы делать просто не в состоянии.**

И когда мы оказываемся неспособны делать то, что мы делать не в состоянии, общество, то есть родные, друзья, одноклассники, коллеги, особенно: родители, учителя, боссы, приписывает нашу неспособность к **дефектам характера.**

А именно:

— лени
— отсутствию эмпатии
— неспособности к самоконтролю
— предпочтению интересного над необходимым
— наплевательскому отношению к важным делам
— необоснованной раздражительности
— непостоянству
— рассеянности
— прокрастинации
— бросанию дела на полпути
— инфантильности
— (список можно продолжить еще страницы на две).

Дефекты характера лечатся в нашем просвещенном обществе:

— наказанием
— унижением
— осуждением
— порицанием
— отрицанием
— отторжением
— исключением из школы/института

— увольнением с работы
— тюрьмой
— преждевременной могилой.

Общество можно понять

Еще бы нас, Непосед, не порицать и не осуждать! Ведь что мы оставляем после себя? Воспоминания о наших зачастую разбитых судьбах, которые мы сами и разбили, шлейф из обид и ран, которые мы нанесли окружающим. Разводы, брошенные проекты, растраченные деньги, растраченные годы...

Мы и сами себя казним, да так, что самый изощренный палач побледнеет от зависти. Но что толку в этих самобичеваниях?

***

Общество можно понять. **Синдром — эта такая нелогичная штука, существование которой трудно принять даже Непоседе.**

То есть Непоседа, конечно же, чувствует, что у него какое-то отклонение (мягко говоря), но думает, что это отклонение вызвано его, Непоседы, дурным характером. **Он же слышит о своем дурном характере с детства.**

Как его только ни называли:

— Маша-растеряша
— Лентяй

СДВГ ЛАЙФ ИЛИ ЗАПИСКИ ИЗ НЕПОСЕДСКОГО ДОМА

— Копуша
— Торопыга
— Паралитик (из-за дергающейся ноги)
— Рохля
— Бессердечная тварь
— Горюшко мое горькое
— Наказание мое.

На помощь приходит и народная мудрость в виде задорных пословиц/поговорок:

— Лень вперед тебя родилась
— Вертишься, словно на ежа сел
— Непоседа портит беседу
— Заставь дурака Богу молиться.

Ну, вы поняли.

Общество можно понять. **Давайте подумаем логично и попытаемся найти объяснение, почему человек с высоким интеллектом не может сосредоточиться и сделать домашнюю работу?** Можно же просто собраться и сделать дело! В чем проблема-то???

«Вот в старые-то времена детей умели воспитывать! Ремешком ему, ремешком, чтоб дело знал, да старших уважал!»

***

Или, например, разве трудно унять эту вечно дергающуюся ногу или сидеть за партой прямо, а не скрючившись! Да он просто не уважает окружающих!

— *Куда смотрят родители!* — думают учителя.

— *Ну за что мне это наказание!* — думают и, к сожалению, говорят своим Непоседам некоторые родители.

— *Почему я не такой, как все? Почему у меня не получаются вещи, которые получаются у тех, кто в разы тупее меня?* — терзают себя Непоседы.

Должен сказать, что я, по сути, такой же невежественный и повел бы себя также, как и окружающие, будь я на их месте.

Но я оказался в проигравшей команде и понимаю, каково это быть **носителем инвалидности**.

Синдром — это инвалидность

Давайте будем называть вещи своими именами. **Синдром — это инвалидность.**

Естественно, что когда мы говорим с детьми-Непоседами, мы должны оперировать другими терминами (об этом позже).

Но каждый взрослый Непоседа, уже нахлебавшийся живительного нектара общественного презрения, скажет вам, что между такими вещами, как

— «У меня есть некие особенности характера» (например, мечтательность)

и

— «Я не могу нормально функционировать в обществе»,

существует очень и очень большая разница. Примерно такая же разница, как между лысым человеком и человеком со снятым скальпом.

Но эта инвалидность связана, **в первую очередь,** с тем, что Синдром затрагивает именно те свойства личности, которые необходимы для нормального существования в обществе.

Например,

— чтобы учиться в школе, нужна усидчивость
— чтобы работать над каким-то проектом и не бросить его, нужна стабильная мотивация
— чтобы общаться с кем-то, нужно уметь интерпретировать социальные сигналы (тон голоса, жесты) и иметь самоконтроль, чтобы, например, не ляпнуть что-то невпопад.

Иными словами, инвалидность, **в первую очередь,** идет от того, что черты Непоседы и его поведение *несовместимы с той средой, в которой он обитает.*

Если каким-то образом **изменить эту среду и/или свое место в ней**, то внезапно алкоголик, тунеядец и потерянная душа вдруг станет неприметным винтиком общества потребления, вступит в церковный хор и купит себе длинный зонтик с изогнутой ручкой.

Шутка. Никуда он не вступит и винтиком не станет, но, тем не менее, жизнь свою наладить вполне сможет.

***

Как вы уже заметили, я два раза выделил **«в первую очередь»**. Дело заключается в том, что даже если бы общество было толерантно к Непоседам, Синдром все равно до некоторой степени отравлял бы им жизнь.

Импульсивность, туман в голове, броуновское движение в мыслях, психические проблемы, идущие за ручку с Синдромом, еще никому не прибавили счастья.

Наивно также думать, что именно современное общество отвергает Непосед, а вот в старые добрые времена, когда мы бегали за мамонтом, у Непосед все было в ажуре.

Пример:

представьте себе, что мужчины племени должны идти на охоту, а один из них увлекся наскальной живописью и начисто забыл про свои прямые обязанности по умерщвлению доисторических животных.

К счастью, **есть много возможностей, чтобы существенно улучшить жизнь Непоседы.** *Непоседа может стать вполне успешным, состоявшимся и, в целом, счастливым человеком.*

Надежда есть! И первый шаг, чтобы она вошла в жизнь Непоседы, — это признать, что **корень его злоключений заключается не в отсутствии добродетели, а в присутствии проблем в работе головного мозга.**

И тут у нас затруднение

И тут у нас затруднение, как сказал бы Гамлет.

И заключается оно в следующем.

Если мы признаем, что такие классические дефекты характера, как:

— лень
— неусидчивость
— несдержанность
— недоведение дела до конца
— прокрастинация,

могут быть следствием чисто биологического нарушения (некой мозговой хромоты, если хотите), а не следствием волевого акта, то получается, что наше понимание свободы воли фундаментально неверно.

Иными словами, **те вещи, которые в нашем понимании регулируются исключительно волей, в ряде случаев могут ею вовсе не регулироваться.**

И получается, что тот некий гипотетический парень, который плохо учился в школе, начал рано выпивать, натворил дел по пьяни и жизнь которого покатилась в тартарары к позору, изгнанию и могиле, оказывается, мог быть жертвой **нашего** невежества.

***

Наше невежество заключается в том, что **нормы, применимые к здоровым, применяются к больным**. А, значит, что

— несчетные полчища людей ИСПОКОН ВЕКОВ выбрасываются на помойку жизни и
— еще более несчетные полчища людей ИСПОКОН ВЕКОВ страдают из-за чудачеств вышеуказанных

только потому, что **свобода воли имеет гораздо меньшую роль, чем мы предполагали...**

***

Получается, что в ряде случаев, **о которых мы ни сном ни духом**, аморально именно общество, а не те, кого клеймят отсутствием добродетели. И это происходит не в Сомали, или тюрьмах, или на войне, а в мирной жизни.

В любой развитой стране существует уголовная ответственность за жестокое обращение с животными, а тут, оказывается, что **мы — родители, учителя, друзья, мужья, жены, братья, сестры, коллеги — относимся к страданию ближнего равнодушнее, чем мы относимся к страданию животного...**

Какое там равнодушие — мы пинаем и сталкиваем ближнего в пропасть, ахая и охая, какой этот ближний нехороший.

Что происходит потом? Hurt people hurt people — те, кого ранили, ранят других.

Suffering...

Мы настолько погружены в себя, что видим только **очевидное страдание**. Это — когда кишки наружу, или нет руки, или человек глухонемой.

В это же время, дикое, неимоверно большое число добрых, хороших, внешне здоровых, но несчастных людей, убивает себя или же ведет жизнь, полную невидимого для посторонних страдания.

Помните, у Эдуарда Асадова:

> Случись катастрофа, пожар, беда —
> Звонки тишину встревожат.
> У нас милиция есть всегда
> И «Скорая помощь» тоже.
>
> А если просто: падает снег
> И тормоза не визжат,
> А если просто идет человек
> И губы его дрожат?
>
> А если в глазах у него тоска —
> Два горьких черных флажка?
> Какие звонки и сигналы есть,
> Чтоб подали людям весть?!

Рептилоиды реальнее, чем Непоседы

Что характерно! Самые разнообразные персонажи:

— родные люди
— чужие люди
— люди с университетами, кандидатскими и докторскими
— конспирологи, ищущие рептилоидов и планету Нибиру
— верующие
— атеисты
— пацифисты
— милитаристы

дружно упираются рогом и говорят, что Синдром изобрели фармацевты и лентяи.

***

Эти чудесные люди считают, что, например, концентрация внимания — это чисто волевой акт. Давайте называть таких персонажей **Отрицалами**.

Переубеждать Отрицалу бесполезно примерно в 99.9999999999999999999999999% случаев.

***

Часто даже наши близкие... те кто **должен верить в нас** *безоговорочно*, превращаются в бетонные стены, когда слышат, что, например, усидчивость не всегда контролируется волей.

***

Мы все настолько невежественны, что стереотипы, нежелание изменить свою точку зрения оказываются сильнее, чем наша любовь к своим собственным детям, друзьям, супругам и... даже к самим себе.

Кстати,

если кто-то наедет на вашего ребенка-Непоседу и приведет аргумент о силе воли в решении проблемы усидчивости, предложите этому диванному психиатру применить силу воли на практике и не дышать минут десять.

Я люблю тебя жизнь и надеюсь, что это взаимно

Большинство Непосед живут, зная, что с ними что-то не так. Синдром хитро маскирует себя под дефекты характера, и в результате Непоседа получает зуботычины со всех сторон. В первую очередь от тех, кто его больше всего любит — своих родных и близких.

Если уж самые близкие люди не понимают и не принимают Непоседу, то что говорить об обществе?

Постепенно Непоседа смиряется с тем, что он — моральный урод, который, по сути всех напрягает.

Сотни малых и больших неудач загоняют его самооценку ниже плинтуса, и мы получаем человека с комплексом неполноценности и вечным чувством вины.

Он привык проигрывать и принял чудовищную неправду о своей моральной и эмоциональной ущербности.

Это привыкание и принятие особо не помогают. Жизнь ежедневно напоминает Непоседе, кто он такой есть...

И правда сделает нас свободными

Один из моих друзей, жена которого работает в американской школе, однажды прокомментировал мой очередной уход с работы репликой: «Бро, так может быть у тебя СДВГ?»

Я был абсолютно не в курсе, что это такое, и был уверен, что проблемы с головой должны быть выражены в определенной странной форме, например, человек слышит голоса или имеет несколько внутренних личностей.

Я немедленно и с присущей мне импульсивностью занялся вопросом и... словно ГОРА свалилась с моих плеч. Я читал статьи и книги о СДВГ и не мог поверить, что то, что терзало меня десятилетиями, оказывается имеет научное название, что, оказывается, я не моральный урод, что есть миллионы таких же бедолаг, как и я, вся вина которых заключается в том, что **их мозг просто не предназначен для задач, с которыми они сталкиваются.**

Оказывается, я был той **эйнштейновской рыбой**, которую заставили лазать по деревьям и которая из-за своей непохожести на проворных макак была уверена, что она — дура.

Я взглянул на свое прошлое и понял, что множество вещей, которые с детства отравляли жизнь мне и окружающим, оказывается были **симптомами болезни**, а не следствием злого умысла Ромы Савина с целью приближения царства сатаны на земле.

И вас вылечат. И меня вылечат

Я не занимаюсь диагностикой или лечением. На это есть профессионалы — идите к ним! Но в любом случае, **читайте книги, образовывайтесь, общайтесь** и, если у вас или вашего ребенка есть СДВГ, то начинайте лечиться... или, хотя бы, **перестаньте терзать себя или своего малыша**.

После того, как я узнал про свой Синдром, с моих плеч словно свалился тяжеленный груз, но, несмотря на это, я знаю, что все равно не смогу стать до конца «нормальным».

Ничего! У меня хорошая компания: не думаю, что Джек Лондон был бы хорошим бухгалтером, а у Джона Стейнбека хватило бы терпения каждый день сидеть в офисе с 9 до 6.

Кто? Что? Зачем? и Почему?

Я написал эту книгу, так как мне нужно было высказаться. Много раз я бросал проект, но каждый раз что-то (например, некое событие) заставляло меня вернуться к работе. Надеюсь, что труды мои были не напрасны... Если так, то черкните мне пару строк на roman@sdvglife.org

***

Вот кому могут помочь Записки:

— **Ребенку-Непоседушке**, которого травят одноклассники, мучают учителя и шпыняют родители.

— **Непоседушкиным родителям**, которые сходят с ума не понимая, что происходит с их детьми.

— **Непоседским супругам**, которые приняли от вышеуказанных родителей эстафету веселой жизни, и которые так же сходят с ума от непонимания.

— **Взрослым Непоседам**, которые не знают о своем Синдроме и живут в мире прострации, отторжения и отчаяния.

— **Всем, кто хочет донести реальность Синдрома** до друзей, родственников, учителей, воспитателей, соц. работников и т. д.

***

И вот, может быть, самое главное — **я хочу дать надежду.**

Синдром — это вещь неприятная, но, как правило, не фатальная, особенно, если вовремя понять, что происходит.

Как бы нам ни хотелось быть уникальными и неповторимыми, но радости и страдания, подобные нашим, уже были у миллионов других людей.

В случае с Синдромом многие смогли найти выход и начать полноценную жизнь. Если другие смогли, почему не сможете вы?

Вот в чем я уверен на 100%: **Непоседа вполне может стать счастливым человеком.**

Именно «стать», то есть придти к счастью через *целенаправленные усилия*.

Проблемы есть у каждого, и можно долго перечислять вещи, которые намного хуже Синдрома.

Так что не будем жалеть себя, а будем искать, как нам вылезти из этой норы под названием «**СДВГ**».

О структуре Записок

Для удобства восприятия информации я, как правило, не буду давать ссылки на источники.

Вся приведенная информация о СДВГ имеется в открытом доступе и гуглится на раз. Для чтения англо- и, вообще, иноязычных источников можно использовать автопереводчик браузера **Google Chrome** или сайт **translate.google.com**.

***

После окончания работы над Записками я отдал книгу на рецензию умным людям, и умные люди сказали, что от объема материала и количества подробностей слегка плавится мозг. Я представил, что произойдет, когда Записки начнет читать Непоседа...

Тогда я разбил материал на два логических блока:

1. **Укороченная версия Записок** — она перед вами сейчас.
2. **Довески**, которые включили множество полезных, но утяжеляющих книгу статей.

Отсылки к довескам будут обозначаться вот так:
— > Читайте на сайте sdvglife.org

Кстати,

SDVGLIFE.ORG — это официальный сайт Записок с массой полезных материалов, включая тесты на СДВГ, статьи, письма читателей.

***

В тексте использовано много переводного материала. Если не указано иное, то перевод и форматирование мои.

Сразу уточню, что мои знания о СДВГ, врачах, психостимуляторах и прочих около-СДВГ-вещах целиком основаны на моем **американском опыте**. Что творится в России по данному вопросу я не в курсе.

***

Итак, начинаем погружение.

Трое в лодке, не считая Туаретта

> — *Что такое «триг»?*
> — *Тригонометрия, — отвечал Норман. —*
> *Часть высшей «матики».*
> — *А «матика» что такое?*
>
> — Джек Лондон, Мартин Иден

О Диме и Мите замолвим мы слово

Представьте, что есть два разгильдяя: **Дима** и **Митя**. Им обоим по 10 лет и они учатся в одном классе.

У них примерно одинаковый IQ и родители одного социального слоя, темперамента и внутренней культуры. И Дима, и Митя не любят учиться, а любят играть в футбол и видеоигры.

В общем, однажды они доигрались и классный руководитель пригласил родителей на лекцию об образовании. А всрнсс о том, что без образования их дети настолько отупеют, что будут считать, что Каспийское море впадает в Волгу, которая была вырыта древлянами с целью перевоза золотого руна от друидов в Атлантиду.

Родители все поняли, устроили засранцам головомойку и те уселись за уроки.

***

Вот, что произошло с Димой: он испугался и, хотя уроки — это дело скучное, он смог собраться и сделать их. На следующий день **его мотивация (страх) осталась** и он снова сделал уроки. И так далее.

Папа ему, конечно, устраивает нагоняй время от времени, но *вектор изменений* по отношению к учебе налицо.

В итоге, качественное решение домашней работы вошло в привычку, которая осталась с Димой навсегда.

***

Вот, что произошло с Митей: он испугался и решил, что будет учиться на совесть.

Страх, т.е. стресс, принес ему некий драйв и учеба пошла! Так продолжалось около двух недель... Никто не мог на него нарадоваться — наконец-то, он взялся за ум!

И тут **медленно, но верно** Митя снова стал скатываться к прежней лени.

Его мотивация прошла и он с превеликим трудом заставлял себя снова сесть за уроки, но как только он садился, его что-то отвлекало, а когда он пытался сосредоточиться, то мозг его словно выключался. Тогда он брал книгу Карла Мая и с запоем читал об индейцах.

Когда вечером мама возвращалась домой и уроки были не сделаны, Митя получал нагоняй, они садились с мамой за учебники и полусонный Митя пытался хоть как-то решить свои задачки. В общем, не вышло у Мити встать на путь исправления.

Я не врач, чтобы ставить диагноз. И даже врач не всегда может со 100% уверенностью сказать, почему ребенок не может нормально учиться. Но, с большой вероятностью, можно сказать, что шаблон поведения Мити укладывается в некие рамки, характерные для людей с СДВГ.

СДВ (Г), как много в этом слове для сердца русского слилось

Есть 2 «чистых» Типа СДВГ:

Тип 1. Хронически невнимательный
Тип 2. Хронически гиперактивный и импульсивный

В английской терминологии различают:

ADD (attention deficit disorder) для обозначения первого типа и
ADHD (attention deficit hyperactivity disorder) для второго и смешанного типов.

Кстати,

смешанный тип — это комбинация из невнимательности, гиперактивности и импульсивности.

Разница в поведении между невнимательными и гиперактивно-импульсивными Непоседами может быть значительна.

Например:

витающий в облаках, Рассеянный с улицы Бассейной своим поведением совершенно не похож на гиперактивного оторву Буратино.

***

Через минуту мы рассмотрим оба Типа в подробностях, а пока я приведу статистику и ряд фактов для ускоренного погружения в суть дела.

Винегрет

— На сегодняшний день *единственная методика диагностики Синдрома — это вопрос/ответ*. 100% надежных тестов, например, по анализу крови или снимку мозга — пока не существует.

— Причина Синдрома лежит в сфере **биологических особенностей мозга, а не в сфере желаний или воли Непоседы.** Хотя, как правило, с возрастом Непоседа все-таки лучше контролирует себя.

— Непоседа может родиться у абсолютно здоровых, любящих, интеллектуальных, спокойных, рассудительных, благополучных родителей.

— Почему-то мальчиков-Непосед рождается в три раза больше, чем девочек-Непосед.

— 75% Непосед имеют родителя-Непоседу.

— Родные братья/сестры ребенка-Непоседы имеют в 3—4 раза большую вероятность получить Синдром по сравнению с родными братьями/сестрами ребенка-Ботаника.

— Гиперактивность детей-Непосед, например, дерганье ногой, переходит у подростков-Непосед и взрослых-Непосед во внутреннее беспокойство.

— От 30 до 50% детей-Непосед, становятся взрослыми-Непоседами. Да, да, **у кого-то Синдром проходит с возрастом.**

— В зависимости от метода диагностики Непоседами являются от 1 до 7% детей и от 2 до 5% взрослых.

— Непоседы, как правило, испытывают трудности в социальном плане, например, в общении и поддержании/развитии дружеских и профессиональных связей, а также в интерпретации социальных сигналов, устной речи и языка жестов.

— Доходит до того, что около **половины** детей и подростков-Непосед испытывают социальное отторжение (среди Ботаников отторжение встречается в 10—15% случаев).

— У Непосед часто бывают проблемы памятью. В том числе с кратковременной. «Мама, ты не видела мои ключи?».

— Черты Непосед могут проявляться из-за усталости, стресса, отравления, психических проблем, схожих симптомами с Синдромом, проблем с полноценным питанием или сном, условий жизни.

— Были случаи, когда официально продиагностированный и посаженный на психостимуляторы Непоседа, вдруг **полностью выздоравливал** после устранения проблем со сном или смены диеты.

Кстати,

давайте называть Непоседами всех, у кого есть симптомы Синдрома, вне зависимости от причины, по которой эти симптомы появились: по наследству или из-за:

— *отравления*
— *травмы головы*
— *проблем со сном и/или питанием*
— *прочих вещей.*

Ты сегодня мне принес не букет из пышных роз

Надежной статистики нет, но врачи говорят, что в 2 из 3 случаев СДВГ идет в букете с прочими подарками судьбы.

Вот примеры сих «подарочков»:

+ Когнитивные расстройства (напр, дислексия)
+ Синдром Туаретта

+ Склонность к злоупотреблению веществами (напр, алкоголь, марихуана)
+ Расстройства эмоционального состояния (напр, депрессия, биполярность)
+ Расстройства, связанные с беспокойством (напр., фобии, панические атаки)
+ Синдром беспокойной ноги
+ Различные нарушения сна
+ Обсессивно-компульсивное расстройство
+ Замедление в развитии речи
+ Кондуктивное расстройство (агрессия, антисоциальное поведение)
+ Диспраксия (т.е. проблемы с моторикой).

Как спел бы Джонни Кэш:

Life ain't easy for a boy named Sue.

Два типа Непосед плюс варианты

*Если ты идешь через ад —
не останавливайся.*

— Уинстон Черчиль

Итак, встречайте:

Тип 1. Непоседа Невнимательный
Тип 2. Непоседа Гиперактивно-Импульсивный

Скорее всего, у большинства Непосед есть *индивидуальная комбинация* Типа 1 и Типа 2.

Иными словами, более вероятен некий дикий замес из Типа 1 и Типа 2, чем один из них в чистом виде. Перефразируя Толстого, каждый Непоседа непоседлив по-своему.

Тип 1. Непоседа Невнимательный

Основные черты этого типа — проблемы с вниманием, прокрастинацией, следованием инструкциям, доведением дела до конца, скорым угасанием мотивации и СКУКОЙ, неорганизованностью и трудностями в обучении. Характерными являются витание в облаках, забывчивость и социальная неуклюжесть.

***

Это типичный **тихий троечник** и **Маша-Растеряша** в одном флаконе. Любой звук с улицы может отвлечь его от урока и ему трудно снова войти в колею. Хотя будем откровенны, как правило, он находится не в колее, а в своем мире.

Кстати,

эта отвлекаемость связана с тем, что у Непоседы развита ***сверхчувствительность*** *к окружающей среде: это касается и звуков, и вкуса пищи, и прикосновений, и запахов, и визуальных вещей.*

Мамы Непосед, зачастую, отрезают внутренние бирки с рубашек и футболок Непосед, так как эти бирки своим контактом с телом не дают Непоседам покоя.

***

Когда мама просит его сходить за черным хлебом, он забывает о ее просьбе, увлекшись видео игрой. Когда же мама напоминает ему в десятый раз, он идет и покупает белый хлеб, а, заодно, зачем-то и кильку в томатном соусе.

Получив головомойку и съев бутерброд с килькой, он исполняется решимости и садится за домашнюю работу. И он сделает ее, так как стресс, вызванный головомойкой, а также желание загладить вину дадут ему мотивацию на сегодня.

На следующий день он снова должен делать уроки и он очень хочет, чтобы все получилось, как вчера. Но, увы... через несколько минут приходят мысли скакуны и уносят его в прекрасное далеко.

Титаническим усилием он заставляет себя вернуться к домашней работе. Он пытается, но **физически** не может сконцентрировать свое внимание... и через несколько минут уже лежит на диване и увлеченно читает исторический роман.

Если исторические романы и компьютер убраны мамой подальше, то он просто сидит за рабочим столом и клюет носом.

Кстати,

Сканы мозга в реальном времени с использованием технологии SPECT Imaging показали, что когда Непоседа пытается сконцентрироваться, активность в префронтальной коре (она как раз отвечает за концентрацию), вместо того, чтобы усиливаться, наоборот, снижается.

Другими словами, чем сильнее Непоседа старается, тем хуже его мозг работает...

***

В определенный момент серия мелких и крупных неудач, связанных с вниманием или поведением Непоседы, накапливается до критической массы. Он говорит себе: «Все, баста! Так жить нельзя!» и дает себе клятву начать новую жизнь с понедельника/первого числа/Нового Года.

И он действительно берется за голову, но...

Но его мотивация, необыкновенно сильная в момент принесения клятвы, удивительным образом иссякает уже через несколько дней, словно вода из продырявленного бочонка. Он винит свою слабую волю.

Кстати,

*проблем с мотивацией и вниманием не возникает, если Непоседа находит дело, которое **стимулирует его мозг и вызывает искренний интерес**. Естественно, что к таким делам не относятся домашняя работа или оплата счетов.*

***

У Непоседы много оригинальных идей, но идея-то нематериальна и, чтобы воплотить ее в жизнь, нужны **план и настойчивость**.

Даже если Непоседа, окрыленный новой идеей, составит-таки хороший план и начнет следовать ему, то **настойчивость — топливом для которой является мотивация** — вскоре сойдет на нет. Следование плану также будут разъедать две вещи:

— трудность в изучении и исследовании того, что **уже** было сделано другими по теме
— трудности в социальной сфере.

В итоге, 90% начинаний Непоседы скатываются в унылое болото под названием «А мне оно нужно?» и забрасываются.

Талант, способности, Божья искра подобны неогранённому алмазу. А для огранки человеческого алмаза нужны: **настойчивость, упорство и постоянство.**

И все эти три вещи: настойчивость, упорство и постоянство, невозможны без **мотивации**, которая несёт их на своих крыльях и помогает справиться с препятствиями на пути к цели, включая скуку, критику со стороны, несовершенство незаконченной вещи.

Скорое угасание мотивации и бросание дела на полпути — это история жизни Непоседы.

Со временем он усвоит многократно преподнесённый ему урок и постарается даже не начинать сколько-нибудь длительные проекты.

Хотя справедливости ради стоит сказать, что и кратковременные проекты он бросать тоже здоров...

***

Он часто делает то, что **хочет**, а не то, что **должен**, только из-за того, что в режиме «я хочу» мозг его работает в разы лучше, чем при «я должен».

Он не знает, что на самом деле это «в разы лучше» является нормой для человека без Синдрома.

***

Когда Непоседа приходит на **новую интересную** работу, то его интеллект и интуиция включаются на всю катушку. Он собран и мотивирован. Он все схватывает налету, у него куча идей, он в теме, дело спорится. Непоседа счастлив, начальство довольно. И кажется, что «все, как будто, под рукою, и все, как будто, на века».

Но увы... Мотивация медленно, но верно, сходит на нет, *мозг начинает буксовать,* скука заполняет сознание, элементарные рутинные задачи висят дамокловым мечом, появляется множество хвостов, работа вязнет, отношения с начальством портятся. Дело осложняется и социальной неуклюжестью, часто присущей Непоседе.

В итоге он уходит или его увольняют. И это — история каждой его работы... пока он не найдет себя или же не справится с СДВГ другим путем (например, психостимуляторами).

Если он не знает, что у него Синдром, то он вполне может винить в своих неудачах тупое начальство, равнодушных коллег, плохие условия работы, свой характер, судьбу — все, что угодно и кого угодно, но только не биологию своего мозга.

***

Вот характерная динамика отношений с начальством:

— Стадия 1: «Мы очень рады, что ты работаешь у нас!»
— Стадия 2: «У тебя все нормально?»

— Стадия 3: «Меня не устраивает, как ты стал работать.»

— Стадия 4 (после ухода или увольнения): Начальник: «Я даже не хочу о нем вспоминать.»

Таким образом, **профессиональные связи и репутация, которые накапливаются и несут человека по жизни, в случае с Непоседой не накапливаются и не несут.**

Кстати,

проблемы в школе и на работе могут быть вызваны еще и опозданиями, типичными для многих Непосед. Одной из причин опозданий является прокрастинация, и, в более широком смысле, проблемы с менеджментом времени.

***

Любой нормальный ребенок может нашкодить, набедокурить, совершить что-то опасное. У Непоседы есть дополнительный стимул для этих видов деятельности: **стресс от опасности и/или возможного разоблачения активирует и фокусирует его мозг.**

Возможно, благодаря этому, Непосед привлекает экстрим в широком смысле этого слова.

Александр Сергеевич знал, о чем говорил:

Есть упоение в бою,
И бездны мрачной на краю,
И в разъяренном океане,
Средь грозных волн и бурной тьмы,

И в аравийском урагане,
И в дуновении Чумы.

Все, все, что гибелью грозит,
Для сердца смертного таит
Неизъяснимы наслажденья —
Бессмертья, может быть, залог!
И счастлив тот, кто средь волненья
Их обретать и ведать мог.

Как вы думаете, что может быть общего между врачом травмпункта, профессиональным преступником и фантомом парашютного спорта? Именно — драйв от опасности, даже если опасности подвергается не он сам.

Кстати,

приготовьтесь к шоку: ***От 21 до 45% заключенных имеют СДВГ.*** *Этот диапазон был вычислен посредством 15 отцензированных (т.е. проверенных третьей стороной) научных исследований.*

***

Стресс играет в жизни Непоседы двоякую роль:

— с одной стороны, стресс может *активировать и сфокусировать мозг,* дать возможность почувствовать себя мотивированным и собранным, включить драйв для свершений

— с другой стороны, стресс, особенно долго накапливаемый, может *потрепать здоровье и привести к алкоголизму, наркомании или эмоциональному срыву.*

***

Сверхчувствительность Непоседы к окружающей среде (звуки за окном, передвижение кого-то в комнате, энергетика места, и т.д.) проявляется так же и в его самооценке:

— он очень раним
— на него слишком сильно влияет чужое мнение.

Он вполне может принадлежать к породе «людей без кожи» — типу, который каким-то образом не умеет наращивать себе **эмоциональную броню** и все принимает за чистую монету.

Именно поэтому Непоседа плохо реагирует на критику — сам факт критики принимается слишком близко к сердцу и вызывает сильное эмоциональное переживание.

Отсутствие брони проявляется и в том, что он чуть ли не безоговорочно доверяет чужому мнению о себе/своей учебе/работе и... старается соответствовал данной ему характеристике.

Насмешка, критика, язвительное высказывание могут с легкостью сломать ему крылья.

Верно и противоположное: **от похвалы Непоседушка расцветает и получает всплеск энергии/мотивацию.**

Родители Непоседы должны следить за своим языком: **никакой токсичности** и как можно больше мотивирующих слов/выражений.

Пример:

Токсичность*: «Ты никогда не доводишь дело до конца! Вместо тебя будет Пушкин убирать Лего? Что мне с тобой делать, неумеха ты этакий?! Не в пример тебе, твой брат всегда был молодцом!»*

Пример:

Мотивация и позитивное подкрепление*: «Ты просто умничка! Ты старался и вот, смотри, все получилось: убрал свою комнату, как взрослый! Я тобой просто горжусь! Убери, пожалуйста, Лего, чтобы чтобы детальки не потерялись и пойдем пить чай. Сегодня будем есть твои любимые печенюшки!»*

Человеческая память — избирательна и фрагментарна. У Непоседы она может быть и того хуже — множество событий, даже периодов жизни, просто выпадают из нее.

Память Непоседы можно сравнить с бумажной мишенью, по которой вволю постреляли картечью из помпового ружья 12-го калибра — вся в дырах.

Воспоминания — это одна из основ нашего «Я» и, возможно, что их потеря является одной из причин, почему Непоседа ищет новизну.

Возможно, что именно из-за прорех в памяти Непоседа часто не усваивает уроки прошлого.

Когда он опять спотыкается *на той же самой* вещи и осознает, что это не впервой, то он сам себе самый жестокий судья.

Поэтому, когда вы в очередной раз захотите унизить своего ребенка-Непоседу, подумайте, ладно? **Мир итак жесток, а тут еще самые близкие люди — суть, основа его маленького мира — то и дело кусают его.**

***

Одним из парадоксов является *упертость и упрямство Непоседы*. То есть новизна как бы должна будоражить его, но порой Непоседа превращается в барана и не хочет выучить даже то, что будет для него действительно полезно. Эта «консервативность» идет от того, что **Непоседе бывает очень трудно учиться и его мозг в определенных ситуациях просто идет в отказ.**

С чем сравнить подобное отключение мозга, сопровождающееся дикой скукой и желанием убежать от уроков/работы/дел?

Пример:

Представьте, что вам дали для чтения книгу по квантовой механике в 100 страниц, из которых 10 написаны легким, понятным языком, а 90 могут быть понятны только ученому.

Вы быстро прочитали 10 страниц, затем смотрите на 11-ю, 12-ю и не понимаете НИЧЕГО, но вы обязаны читать и вникать.

Сначала идет осознание полного непонимания смысла текста, затем скука, зевота, затем желание забросить эту книженцию на дальнюю антресоль или же дать ею по голове благодетелю, который заставил вас ее прочитать.

Вот, примерно, в такой реальности живет Непоседа, когда он существует в несовместимой с ним среде, например, учится в обычной школе.

Из той же серии идет зацикленность Непоседы на известных ему вещах.

Пример:

Он может бесконечно перечитывать ту же книгу, пересматривать тот же фильм, переслушивать ту же песню.

Он может отказаться носить новую модную одежду, предпочитая ей старую всю в заплатках, но привычную.

Он может иметь категоричные предпочтения в еде, например, есть яичницу, приготовленную исключительно на сливочном масле.

Представьте, что вы живёте в комфортном, светлом, безопасном городе. Но за стенами этого города царит полный хаос: банды, насилие, опасность с любой стороны. Что вы сделаете, чтобы обезопасить себя? Правильно — выстроите стену повыше и покрепче.

Так и мозг Непоседы, не желая, чтобы его хозяин лишний раз страдал, выстраивает **стены отрицания** для информации или жизненного опыта, которые Непоседе будет трудно изучить, принять, воспринять.

Что же остается внутри крепостных стен? То, что каким-то образом стало Непоседе привычным, а, следовательно, безопасным.

***

Непоседа неорганизован и плох в планировании. Проблема заключается в том, что он

— **не чувствует времени** и
— **не видит связи между действием сейчас и наградой потом**

У него есть интеллектуальное понимание того, что нужно делать определенные вещи себе же во благо, например, заниматься спортом. И спорт может даже доставлять ему удовольствие.

Проблема заключается в том, что **интеллектуальное понимание и механизм принятия решений у него в голове разделены.**

Это разделение, а также расплывчатое восприятие времени (о времени через минуту) и являются главными причинами **прокрастинации**.

Как соединить интеллектуальное понимание и механизм принятия решений? Через **стимул**, например, интерес Непоседы к некому предмету, опасность, или, например, через воздействие психостимулятора.

Кстати,

*организация и планирование относятся к так называемым **исполнительным функциям**, за которые отвечает **префронтальная кора** головного мозга.*

***

Из-за проблем с памятью и вниманием у Непоседы нарушено **восприятие времени**. Восприятие времени, т.е. осознание того, сколько времени прошло с какого-то момента и сколько времени осталось до какого-то момента, развивается примерно к 10 годам. Можно сказать, что *внутренние часы Непосед идут со сбоем.*

Время для Непоседы — это не четкий ряд: минуты, часы, дни и т. д., а некая частица, парящая в вакууме, и поэтому ему бывает трудно:

— почувствовать, когда какое-то дело занимает больше времени, чем должно (например, сборы в школу)
— дать адекватную оценку времени для выполнения проекта
— воспринимать точные даты — праздники, дни рождения, как маркеры времени — для него это просто еще один день. Поэтому забываются не только свои, но и чужие дни рождения.

В дальнейшем мы поговорим о том, как можно облегчить эту и другие непоседские проблемы.

***

Если Непоседе повезло и у него есть своя комната, то самое подходящее слово для художественного описания сего места: **свинарник**.

Все навалено хаотично, как будто прошел Мамай: грязные носки перемешаны с учебниками, мятые джинсы брошены на пол, десятки вещей: компас, постеры, диски, гантели, ракушки, зубочистки, сломанные авторучки, какие-то железяки, тетрадки, шнурки для ботинок и шнуры для компьютера — все находится в состоянии перманентного беспорядка.

Такой беспорядок образуется примерно через два дня после уборки и, если бы мама не прессовала Непоседу, чтобы тот хоть иногда убирался, то, возможно, однажды он бы погиб после обрушения многолетних слоев своего барахла.

Что характерно, Непоседа чувствует себя в этом хаосе, как рыба в воде — **полная гармония индивида и среды**. Необходимость поддерживать порядок, чистоту, опрятность — вот, что угнетает его.

***

Непоседе все интересно и у него куча увлечений: он и фотограф, и художник, и музыкант, и поэт в одном лице.

Когда *новое увлечение* начинает его *будоражить,* он основательно подходит к делу: заказывает книги, записывается на курсы, покупает дорогую технику, но, когда нужно вникнуть в детали, изучить что-то, последовать инструкциям, то начинается пробуксовка и... вскоре книги уже пылятся на полках, курсы бросаются, а дорогая техника мирно обесценивается в своих коробках.

Через некоторое время эта техника уйдет за полцены и сей акт расставания может даже принести Непоседе некое облегчение, так как ее присутствие в доме напоминает ему о провале еще одного предприятия.

Так бывает, конечно, не всегда. Но это стандартная ситуация с Непоседой: **приходит начальный интерес, но затем энергия и мотивация разбиваются о трудности, когда нужно изучить предмет, углубиться в детали, следовать инструкциям.**

***

Творческая жилка и интуиция Непоседы работают на него. Трудности в изучении уже открытого работают против него.

Другими словами, **Непоседе проще изобрести вечный двигатель, чем изучить, как работает двигатель внутреннего сгорания**, если, конечно, двигатель внутреннего сгорания не входит в сферу интересов Непоседы.

В последнем случае, Непоседа может стать настоящим экспертом, который не просто знает нюансы, а **чувствует** тему нутром.

***

Несмотря на проблемы с вниманием, ему, как правило, легко даются логика и концепции.

У него хорошо развито абстрактное мышление.
Он способен мыслить нестандартно.

У него развита **интуиция** и именно она помогает ему выкручиваться в тех случаях, когда он не просек детали и/или не подготовился.

Непоседа сам не понимает, как работает его мышление и как он успевает то, что успевает.

Его путь — это не путь от цели к цели, как у «нормальных людей», а путь от одной вспышки (т.е. озарения, увлечения, интереса) к другой. А между вспышками — пробуксовка и прострация.

***

Если визуально представить себе мозг Непоседы и его мысли, то это будет мегаполис, в котором автомобили несутся на огромной скорости, сталкиваются друг с другом, отскакивают друг от друга и от прочих препятствий, как **частицы в броуновском движении**, чтобы продолжить свою гонку неизвестно куда. И эти машины порой не останавливаются даже на время сна.

Когда же Непоседа занимается увлекающим его делом или принимает подходящий для него психостимулятор, то словно на дорогах мегаполиса появляются полицейские, а на перекрестках включаются светофоры. **Мысли идут стройным, гармоничным, последовательным потоком.**

***

Когда нужно готовиться к экзамену, Непоседа вдруг находит несколько новых увлекательных книг, в которые погружается с головой.

Когда до экзамена остается один день, он, наконец, принимается за учебу.

Стресс включает мозг. Экзамен сдается и интерес к этим увлекательным книгам подчистую утрачивается. Ни одна из них, скорее всего, не будет дочитана.

***

Непоседа может возвращаться *к одному и тому же вопросу снова и снова,* после того, как вопрос уже был закрыт.

Например,

он вносит рацпредложение, которое выслушали, покритиковали и он согласился, что не прокатит. Через две недели он снова приходит с тем же рацпредложением и снова начинает его проталкивать.

***

У Непосед нередки проблемы в общении: одна из причин заключается в том, что **он также непоследователен в своей социальной жизни, как и во всем остальном.**

По большому счету, он последователен только в одном: в своей непоследовательности.

Легко ли общаться с тем, у кого семь пятниц на неделе, и вкусы, и планы которого меняются чаще, чем окружающие могут с ними «смириться».

***

Зато если его что-то увлекло, то он будет делать это *до упора*.

«Нормальный человек» смотрит любимый сериал так: одна серия в день или в неделю — по мере показа по ТВ.

Непоседа же так не может: он дождется конца сезона, посмотрит все серии за одну ночь и будет клевать носом на работе.

***

Он путает расписание уроков и забывает, что нужно приготовить для того или иного урока, но **когда дело касается, скажем, рыбалки, но он будет предельно собран и организован.**

Эта предельная собранность и организованность, возникающая

— при стрессе (например, в случае опасности, новой работы) и/или
— искреннем интересе Непоседы к предмету,

называется **гиперфокус. Гиперфокус — это тайное оружие Непоседы и его палочка-выручалочка.** Без гиперфокуса Непоседе было бы невозможно достичь ничего значительного.

У американцев есть хорошее выражение для того, чтобы охарактеризовать человека в гиперфокусе — be in the zone, т.е. полное ментальное погружение в тему, существование на пике возможной результативности. Этот пик дарит Непоседе счастливые и продуктивнейшие мгновения жизни.

Мне кажется, что гиперфокус, более или менее устойчиво возникающий при определенном виде деятельности, служит знаком, что именно эта деятельность является призванием Непоседы.

Это очень важно. Если Непоседа увлечен, то Синдром через гиперфокус как бы даже работает на Непоседу.

***

Область, в которой Непоседа уникально плох — это *следование инструкциям*.

Неспособность следовать инструкциям — это одна из самых негативных вещей, связанных с дефицитом внимания.

По сути инструкция: это два вида деталей:

1. Что сделать и
2. В какой последовательности,

т.е. *двойной удар по мозгу Непоседы.*

На деталях мозг Непоседы стопорится и начинает буксовать.

Когда Непоседа читает инструкцию из 10 пунктов, то после 2-го пункта его внимание перескакивает на 9, 10 пункты, затем обратно на 2 и после прочтения пункта 3, он считает, что проще сделать по-своему, что он и делает. Кстати, иногда очень даже неплохо.

В итоге, из набора ЛЕГО для постройки самолета получается подводная лодка.

Ему проще придумать инструкции, чем следовать имеющимся. И его инструкции будут включать наиподробнейшие детали.

***

Непоседа приходит на курсы программирования. В то время, как все четко следуют указаниям преподавателя: устанавливают программы, скачивают файлы с примерами, сохраняют полезные ссылки, Непоседа уже пытается программировать или другим образом начинает проявлять свои творческие способности.

А способностей у него навалом. Но одних способностей мало — нужно научиться следовать инструкциям преподавателя или учебника.

В итоге, он забросит курсы уже после 3-го занятия, так как отстанет и поймет, что ему уже не нагнать свою группу.

***

Он одинаково не любит планировать и следовать плану. Он — мечтатель и поэт, а, значит, следует мечте, а не методичному расписанию по ее достижению.

Кстати, с мечтами у него все в порядке. Каждый день появляется новая, да такая, лучше которой еще не было.

Планы сменяют друг друга, как будто это не планы, а волны — одна ушла, другая пришла.

***

У него проблемы с обучением. Здесь много аспектов: и внимание, и общение, и раскачка перед началом дела, и планирование, и память, и детали, и просто понимание материала.

Тупые ошибки, связанные с памятью и/или вниманием — постоянная проблема. «*Ах, я дурак! Опять! На том же самом месте!*»

Почерк Непоседы? Как курица лапой!

Он может постоянно делать какие-то странные ошибки, например, путать слова в песнях или стихотворениях.

Из-за своих проблем с общением *ему легче найти решение методом тыка,* чем просто спросить у окружающих.

Дислексия и прочие расстройства когнитивной функции прекрасно уживаются у Непоседы с неординарными способностями.

***

К слову об ошибках... Самое обидное — это то, что Непоседа, кажется, ничему не учится. **Те же** просчеты, **те же** тупые поступки, **те же** нерациональные траты, **те же** тупиковые отношения — **все это повторяется из раза в раз.** Возможное объяснение: Непоседа неспособен держать в **рабочей памяти** воспоминания о **последствиях**

— прошлых поступков и
— подходов к делу.

***

Непоседе приспичивает идти в туалет, когда нужно идти на занятия карате. Придя с занятий, он не силах снять форму и ходит в ней по дому, пока на него кто-то не гаркнет. Элементарные вещи, которые делаются за минуту, например, пойти и найти в шкафу зарядку для телефона, откладываются до последнего, пока уже не прижмет.

Нерационально долгая раскачка перед началом дела называется **прокрастинация**.

У марафонцев есть выражение: **«Столкнуться со стеной»**. Это состояние, когда психика не выдерживает нагрузки и марафонец останавливается, как вкопанный. Если не быть готовым ко встрече со «стеной» и не применить психологический прием, то выход один — сойти с дистанции.

Прокрастинация — это когда словно невидимая стена стоит между тобой и началом дела. Особенно, если это дело касается **рутины**.

Отложенные дела складываются в стопочку, стопочка растет, появляется вторая, третья, некоторые дела, отчаявшись быть сделанными, теряют актуальность, а до действительно важных руки если и доходят, то только в трех случаях:

1. **Когда клюнет жареный петух** (напр., до экзамена остастся один день).
2. **Когда замучает совесть** («Ну сколько мне можно быть таким раздолбаем??»).
3. **Когда запрессует мама/жена/учительница/начальник**.

Естественно, что *прокрастинация не касается вещей, которые увлекают Непоседу.*

В этом случае он забывает обо всем и с головой ныряет в пламя своей новой страсти *(которая, скорее всего, потухнет так же внезапно, как разгорелась).*

***

Иногда Непоседа делает работу по-своему не потому, что он хочет насолить или ему все равно, а потому, что он просто не понял, что от него требуется, и... ему стыдно в этом признаться.

Поэтому «Понял» из уст Непоседы может быть не следствием понимания или самообмана в понимании, а следствием элементарного стыда.

Стыда, что он не смог войти в тему так быстро, как того ожидали вы.

Возможной причиной этого стыда может быть тот факт, что поставленная задача является по сути простой, но **способ постановки задачи** не щелкнул что-то в голове Непоседы и он не понял сути того, что от него требовалось.

А без понимания сути Непоседа потерян.

***

В целом, голова у Непоседы варит неплохо, но как-то по-другому, чем у не-обладателей СДВГ...

То, что для других невозможно, для Непоседы — легко, а что для других — легко, для Непоседы скучно и неестественно.

У кого еще за завтраком будут вихрем проноситься мысли о философии, искусстве, политике, финансах, спорте, музыке? Только у Непоседы!

***

Рабочие совещания — это пытка для Непоседы. Внимание уплывает через несколько минут.

— *Иванов, а ты что думаешь по этому вопросу?*
Иванов: *«Извините, по какому вопросу?»*

***

Организованные активности вообще несовместимы с Непоседой. Даже по семантике: Непоседливость и Организованность живут на разных полюсах.

Непоседа ненавидит быть частью стада не только физически, но и по менталитету, ценностям, мыслям. Он — конченый единоличник и впускает в свою жизнь только нескольких людей, которым доверяет.

Группа школьников пришла на экскурсию в Эрмитаж и где же через 5 минут наш Непоседа? Он уже отбился от коллектива и весь на своей волне и своих мыслях ищет египетские саркофаги.

Непоседа — турист-пакетник? Невозможно! Он — самостоятельный турист, которому милее аутентичные трущобы и забегаловки в которые ходят местные, чем вылизанные туристические гетто all inclusive.

Он будет пить ром с местными забулдыгами на Ямайке, искать белые трюфели со старичком-итальянцем в Пьемонте, ездить по индейским поселениям Юты в поиске лучшего ковра навахо или принимать аяуаску со своим другом-шаманом в джунглях Амазонки.

Но если он по глупости (или же пойдя на поводу у супруги) поедет, например, в круиз, то ох как его будет колбасить, клинить и трясти от всех этих организованных толп и активностей!

***

Когда к Непоседе приходит новая идея, то мир загорается яркими красками, в голове тускнеет важность всех других вещей и планов, всем ходом идет внутренний мозговой штурм и вот уже кристаллизуются блестящие пути по претворению этой идеи в жизнь.

Но... как только Непоседа поделится с кем-то этой идеей и этот кто-то укажет на некий ее *изъян*, то словно ведро воды выливается в маленький костерок и от возбуждения, мотивации и энергии не остается и следа.

***

Непоседа может переходить от чувства наполненности жизнью и радости существования к унынию и чувству опустошенности в мгновение ока. И так несколько раз в день.

***

Одновременный просмотр телевизора, переписка по СМС, игра на гитаре и перепалка с кем-то на Фейсбуке? Легко!

Его рай — **быть погруженным в дело с головой** (пусть даже это дело — видеоигра). **Тогда он будет сфокусирован и его вечное беспокойство на время отступит от него.**

***

Когда Непоседу накрывает скука, то **он просто обязан подняться, размяться, походить. Импульс, чтобы начать движение, контролируется с неимоверным трудом.**

Движение помогает, так как после него может отпустить и Непоседа снова вернется к делу.

Взрослый еще ладно, у него больше самоконтроля, *его уже сломали и выдрессировали*. А что делать ребенку, которого поместили в садистскую школьную среду, где он должен сидеть за партой без права размяться, когда ему хочется?

***

Видео игры — это отдельная тема. Из-за:

— динамичности действия
— быстро приходящей награды
— постоянного элемента новизны

— и адреналина

Непоседа может проводить за видео играми часы, с полным погружением в виртуальную реальность, забросив все дела, которые нужно сделать: уроки, работу по дому, кружки/секции.

— ***Витя, иди обедать!***
— *Сейчас, мама, сейчас, только пройду этот уровень.*

Через полчаса:

— *Витя, иди обедать, все уже остыло!*
— *Сейчас, мама, вот еще только этого монстра замочу...*

И так далее по кругу. Вечная история...

Если Непоседа найдет себе дело по душе, то он погрузится в него также глубоко, как в видео игру. И тогда **гиперфокус** поможет не только расправляться с виртуальными монстрами, но и зарабатывать реальные деньги.

***

Непоседа зачастую врет не для выгоды, а чтобы угодить, избежать конфликта или оправдать очередной промах.

***

Еще одно из «благословений» Непоседы невнимательного — это **туман в голове** (англ., — brain fog).

СДВГ ЛАЙФ ИЛИ ЗАПИСКИ ИЗ НЕПОСЕДСКОГО ДОМА

Представьте себе, что вы выпили бутылку водки, потом получили по лбу книжкой по квантовой механике, потом задержали дыхание на 2 минуты и затем ритмично подышали еще 2 минуты. Попробуйте в таком состоянии сесть за работу/учебу.

Туман в голове — это состояние, когда мышление, восприятие, реакция утрачивают четкость, расплываются, как в тумане.

Это неуютное чувство мысленной невесомости — обычное дело для Непоседы.

Внешне это может выглядеть, как будто человек находится в прострации, витает в облаках, тупит или чем-то сильно загружен.

Кстати,

одной из причин тумана в голове может быть плохая диета. Так, например, Непоседам противопоказана еда с пищевой добавкой под названием «глютамат натрия» или E621 (на англ. MSG — monosodium glutamate), которую кладут всюду (в том числе, в ресторанах) и которая является нейротоксином.

Кстати,

если вы пришли домой после ресторана и чувствуете онемения языка, туман в голове, резь в желудке, другую нетипичную для себя реакцию после еды, то есть большой шанс, что ресторатор для усиления вкуса добавил глютамат натрия.

В меню ресторана Ming's в Пало-Альто есть даже специальная пометка: «Хотите без MSG, скажите нам об этом».

Другие причины тумана в голове: скука, усталость, стресс, перегрузка мозга, травма головы, депрессия и проч.

Например, когда лектор дает больше информации, чем может переварить студент-Непоседа («слишком много букофф»), или же информация сложна для понимания, мозг может перейти на режим «**Витание облаках**».

Но практика — великое дело: рано или поздно Непоседа овладеет искусством актера и тогда лицо его будет выражать интеллект, а голова кивать в нужные моменты даже при погруженном в туман мозге.

Литературный персонаж, подходящий под Тип 1, это Рассеянный с улицы Бассейной (из стихотворения С. Я. Маршака).

> Сел он утром на кровать,
> Стал рубашку надевать,
> В рукава просунул руки —
> Оказалось, это брюки.
>
> Надевать он стал пальто —
> Говорят ему: не то.
> Стал натягивать гамаши —
> Говорят ему: не ваши.
>
> Вместо шапки на ходу
> Он надел сковороду.
> Вместо валенок перчатки
> Натянул себе на пятки.

Тип 2. Непоседа Импульсивно — гиперактивный

Основные черты этого типа — проблемы с бьющей через край неуправляемой энергией, бросания из огня да в полымя, открытый вызов социальным нормам, нетерпеливость и нетерпимость, импульсивность, максимализм.

Это Непоседа, у которого нет особых проблем с вниманием, но это ему особо не помогает, так как только он начинает делать домашнее задание, нелегкая тащит его во все тяжкие.

О таких говорят: *шило в заднице* и *хоть кол на голове теши*.

***

Если он не может улизнуть, напр. из класса, то начинает дрыгать ногами, ерзать или качаться на стуле, стучать ручкой по столу, крючиться.

Сидеть на одном месте для него — пытка.

Когда Непоседа поел, он выскакивает из-за стола и несется по своим неотложным делам, например, стрельбе из рогатки по воронам.

Долгие застольные бдения «нормальных людей» с их вечными перетерками за жизнь, обсуждением парничков-помидорчиков, армейскими байками и тупыми анекдотами — это пытка для Непоседы.

Не душите его, пусть бежит! Он ничего не потеряет, если не услышит о том, по каким дням у тети Клавы болит левый бок.

Но зато когда найдется интересный собеседник, то Непоседу от него за уши не оттащить!

***

Непоседа склонен к тому, чтобы **перебить учителя или ляпнуть что-то невпопад.**

Ребенок-Непоседа часто перебивает и/или пытается закончить мысль другого.

Учитель: «*Итак, сегодня мы поговорим о свободном...*»
Иванов: «*... времени?*»

— *О свободном...*
— *... полете?*
— *Иванов, можно я все-таки закончу?*

Когда на совещании обсуждается какой-то вопрос, что-то важное висит в воздухе и никто не решается озвучить это важное, то Непоседа будет первым, кто, даже *с ущербом для своей репутации*, не выдержит и выпалит, что он думает.

***

Непоседа НЕ может играть тихо, слушать долгую историю или ждать своей очереди.

Ему всегда нужно действовать: бежать, скакать, лазить, строить рожицы, доставать других.

Он говорит быстро, порой невнятно, может болтать часами без умолку.

Ему трудно контролировать свои эмоции и поступки. Он импульсивен, нетерпелив и неугомонен.

Непоседа бежит по своим делам? Представьте себе стадо бизонов, сметающее все на своем пути.

Так и Непоседа: шнурки развязаны, в глазах предвкушение новой шкоды, настольная лампа вдребезги, стулья с грохотом опрокидываются, дом трясется от ударов непоседских плеч о дверные косяки.

Кот оперативно забирается на шкаф, ибо он знает, что мимо него сейчас проносится не человек, а сгусток энергии.

***

Из-за своей несдержанности Непоседа постоянно влипает в одни и те же ситуации, например, бросая громкие реплики во время урока. Иногда кажется, что он *хронически не усваивает уроков прошлого*.

Непоседа переживает из-за своей импульсивности и может волевым усилием стать, **как все**, но через пару дней природа возьмет свое и вот снова он — гроза полей и огородов.

***

У многих Непосед может быть повышенная раздражительность до степени «Меня бесит!» — на звуки, запахи, прикосновение и другие вещи.

Например, когда кто-то чавкает, шмыгает носом или же всласть точит хрустящий огурчик.

Причем, когда **сам Непоседа** чавкает, шмыгает носом или же всласть точит хрустящий огурчик, то эти звуки не вызывают у него негатива.

Кстати,

непереносимость определенных звуков называется ***мисофонией****.*

***

Непоседа может понимать, что некоторые эмоции нужно просто подавить и не показывать окружающим, так как действуешь себе же во вред.

Взрослый Непоседа, естественно, будет лучше контролировать себя, чем ребенок, но эмоции могут быть настолько сильны, что все равно все видно.

***

Непоседа постоянно о чем-то беспокоится. Некая *дребезжащая неустроенность,* недовольство или раздражение сидят в его мозге, как заноза, и не дают ему расслабиться.

Алкоголь, табак и/или марихуана, с одной стороны, на время стимулируют мозг, а с другой, снимают это напряжение — именно поэтому среди злоупотребляющих так много Непосед.

***

Многим Непоседам *физически трудно проглотить таблетку.*

***

Непоседа скорее порвет отношения, чем будет вникать, в чем причина их ухудшений.

Он скорее разрубит узел, чем будет его распутывать.

***

Непоседа ни в чем не знает меры.

Кофе — так тройной экспрессо; сигареты, так по 2 пачки в день; алкоголь — так до нирваны.

«Один раз живем» — это его мотто.

«Любить, так любить, гулять, так гулять, летать, так летать».

Его бросает из крайности в крайность.

Он максималист. Для него не существует серого цвета.

***

Ему проще *нырнуть в омут с головой сразу,* чем потратить время, читая, что может быть в том омуте. И это не так плохо, как может показаться — миру нужны те, кто силой своего духа и безумия найдет или примет новые пути, новые идеи.

Кстати, о новых путях: именно Непоседа, которого, как правило, не устраивает все, что связано с толпой, будет одним из первых, кто подхватит новый тренд: политика, музыка, одежда, словечки, или же сам начнет его.

***

Непоседа может доставать окружающих, доводить их до крайности и срыва.

Он делает это **подсознательно и не планируя**.

Он словно чувствует *больную точку другого человека* и давит на нее, пока тот не взорвется.

Из-за подобных доставаний в семье, где совместно с Непоседой обитают и его братья/сестры, постоянно случаются скандалы.

Среди других последствий могут быть проблемы в школе, где Непоседа самозабвенно достает своих одноклассников и учителей.

Энергия скандала, как и опасность, стимулируют мозг Непоседы, помогают ему сконцентрироваться и успокоиться.

***

Непоседа может врать просто на импульсе. Как говорится: «Понесло».

***

Непоседе плевать на правила и условности. Он может воровать, рушить устои и нарушать закон чисто *из любви к искусству*.

Блатная лирика про вора-молодца является отражением такого мышления.

Он не понимает, как можно жить не порывом, а головой.

«*Наша вера вернее расчета. Нас вывозит Авось.*»

***

Другие водители на дороге: дебилы, недоумки, лохи и права купившие чайники.

***

Непоседа нуждается в **скором и явном** результате своих действий.

Он с головой бросается в новое предприятие и быстро остывает после первой ямки на дороге.

***

Непоседа обожает быть хозяином-барином, иногда с замашками тирана. Он делает это не от злобы, а от *нетерпеливости и трудностей в понимании других*.

Он не против компромисса, как такового, но у него не хватает терпения компромисса достичь.

***

Непоседа без проблем навязывает правила другим и **не приемлет, когда правила навязывают ему.**

Он из тех, кто лезет со своим уставом в чужой монастырь.

***

Рай Непоседы — это находиться там, где его бьющая через край энергия будет востребована.

Непоседа может работать программистом, но все равно он будет знать, что его место среди бушующих волн, на горном перевале или же в инферно пожара.

***

Когда с ним кто-то заговаривает, и если предмет разговора или человек неинтересен, то Непоседа может выйти из себя, быть раздраженным и/или просто «уплыть», погрузиться в себя, кивая головой и не следя за сутью сказанного.

Непоседа не выносит разговоров ни о чем — того, что американцы называют «small talk». Ему непонятно, как можно встретиться и перетирать разную фигню, не касаясь важных, серьезных вещей, сути, квинтэссенции.

Это одна из причин, почему он по-быстрому сваливает из-за стола — он просто спасается бегством от словесного переливания из пустого в порожнее.

***

Финансовые неурядицы — обычная вещь у Непоседы, даже если к нему каким-то образом пришли существенные деньги: гонорар, наследство, удачная инвестиция.

Он вполне может вложить все свои деньги в одно рискованное предприятие, вместо следования мудрости веков о том, что нельзя класть все яйца в одну корзину.

Причем мудрость веков он знает, но жажда риска и желание сорвать куш оказываются сильнее здравого смысла. Он может импульсивно инвестировать все свои деньги в акции на пике и импульсивно же продать их, когда обрушится цена.

Если у непоседы нет финансовой интуиции, некого наития, таланта к деньгам, то, скорее всего, он купит дорого, а продаст дешево... и так раз за разом...

***

Тристан Ладлоу из книги Джима Харрисона «Легенды осени» — это в чистом виде Тип 2.

Вот штрихи к портрету этого неординарного человека:

«В четырнадцать лет Тристан бросил школу и успел изловить столько рысей, что мог позволить купить себе, что угодно, — вместо этого он заказал из шкур шубу и послал ее в Бостон своей матери.
<...>
Что касается Тристана, то, к сожалению, его необузданное безрассудство сводило на нет все подвиги.
<...>
Ладлоу понимал, что Тристан изнывает в условиях армейской дисциплины.
<...>

Тристан укрощал коня целый день, без остановки, пока до зрителей, уже в сумерках, не дошло, что какая-то из этих тварей, неважно Тристан или жеребец, вероятнее всего, сдохнет в процессе укрощения.
<...>
К ужасу Асгаарда, Тристан полностью отказался от соблюдения формальностей, которые отделяли капитана от команды; от этих правил его тошнило еще в армии. Он ел вместе с экипажем, иногда готовил на камбузе, играл с командой в карты.
<...>
Альфред сказал Тристану: «Я хочу убить тебя». Тристан освободился от объятий Сюзанны и вручил Альфреду свой пистолет.»

Краткое сравнение 2-х типов

Если посмотреть на Непосед 1 и 2 го типа — то это совершенно разные типы личностей.

Тип 1 — не может сосредоточиться из-за **проблем со вниманием**, Тип 2 — из-за **шила в заднице**.

Тип 1 — это погруженный в свою тему **мечтатель**, Тип 2 — это не признающий правил и ограничений **бунтарь**.

Тип 1 — пробивает себе дорогу **креативностью и интуицией**, Тип 2 — **жестким напором**, порой не считаясь с методами.

Тем не менее, вопреки всякой логике, многие Непоседы (возможно, большинство) умудряются сочетать в себе оба Типа.

Какого Типа Непосед больше, не знает никто, и мы увидим дальше, что с диагностикой **очень** много проблем.

Что будет, если пустить Синдром на самотек

Вот лишь некоторые вещи, которыми награждает СДВГ своего гордого носителя:

1. Низкая успеваемость и проблемы с поведением в школе.

2. Низкая самооценка и неудовлетворенность жизнью.

3. Безрассудное сексуальное поведение (нежелательные беременности, вензаболевания). Из-за этого, у Непоседы в 4 раза выше риск подхватить вензаболевание.

4. **Наплевательское отношение к своему здоровью и поиск стимулирующих опасных занятий приводят к травмам, увечьям, преждевременной смерти.**

5. Множество разнообразных проблем в семейных отношениях и прочих социальных связях.

6. Нужная для успешной карьеры сеть полезных знакомств *не выстраивается и не поддерживается*.

7. Проблемы на работе, потеря работы, сломанная карьера. Непоседа имеет на 30% больше шансов, чем Ботаник, чтобы стать безработным.

8. Доход и статус в обществе, не соответствующие человеку с высоким интеллектом.

9. Проблемы во время вождения: из-за проблем с поддержанием внимания и импульсивности, у Непосед повышен риск аварии на дороге.

10. **От 25 до 50% всех заключенных в тюрьмах имеют СДВГ.**

11. Непоседа имеет на 40% больше шансов оказаться в разводе.

12. СДВГ имеют 40% людей, злоупотребляющих алкоголем, табаком и другими наркотиками.

13. Значительно повышается риск возникновения проблем, связанных с едой, напр., переедание.

14. Непоседа в **6 раз** более склонен к депрессии, чем Ботаник. Беспокойство и **биполярность** — вечные спутники многих Непосед.

15. Непоседа имеет повышенный риск никогда не раскрыть свой потенциал (творческий, научный, артистический).

16. Синдром может негативно влиять на:
— способность к обучению
— способность к планированию
— способность делать рутинные задания
— способность переключаться между задачами
— способность следовать правилам и инструкциям
— способность доводить дело до конца
— человеческие отношения

— эмоциональную устойчивость
— уровень энергии
— кратковременную память
— работоспособность
— последовательность в делах, мыслях, поступках
— мотивацию.

Вопрос: *Имеем ли мы право пускать Синдром на самотек?*

Бочка, ложка, деготь, мед

> *Мы твердо знали, что победим, а пока проигрывали одно сражение за другим.*
> — *Джон Стейнбек, На Восток от Эдема.*

Бочка дегтя

Подведем небольшой итог.

Синдром подобен гире, привязанной к ноге Непоседы. Большинство Непосед об этой гире *не знают* и думают, что в их проблемах виновны злая судьба и/или несправедливые окружающие.

Непоседа привык проигрывать. **Он не знает, что проигрывает только потому, что играет на чужом поле по чужим правилам.**

Непоседа влипает в истории и со временем начинает считать, что причина влипаний заключается в **дефектах его характера**. Люди из окружения Непоседы активно помогают ему поверить в это.

Непоседа — это та самая эйнштейновская рыба, которая думает, что она тупа, потому что не умеет лазить по деревьям, и, соответственно, не может конкурировать с проворными обезьянами.

С другой стороны, *Непоседа* — это сильная птица, которая сидит в тесной клетке, и каждый раз, когда она *хочет расправить крылья, они бьются о железные прутья.* **Клетка — это Синдром.**

С Синдромом можно бороться двумя способами:

1. Найти себя, свое дело, свой стиль жизни, своих людей, когда негативные симптомы Синдрома не будут отравлять жизнь, а позитивные стороны личности Непоседы будут двигать его вперед.

2. Найти психологические и/или медикаментозные средства для преодоления инвалидящих симптомов Синдрома: скорого угасания мотивации, скуки, прокрастинации, импульсивности, безрассудства и др.

Во многих случаях изменения в режиме сна и/или диете могут существенно помочь Непоседам, вплоть до полного излечения от Синдрома. Мы поговорим об этом.

Когда Непоседа не знает, что у него есть Синдром, то грызет себя: «Почему я не могу быть, *как все*?»

Когда Непоседа узнает, что у него есть Синдром, он не в силах доказать окружающим, что Синдром — это особенность биологии мозга, а не дешевое оправдание.

Жизнь Непоседы — это американские горки, с которых падают его попутчики. Главные мучители Непоседы — это он сам и его близкие.

Непоседа наблюдает, как одноклассники/однокурсники/знакомые/коллеги, которые, в отличие от него, никогда не хватали с неба звезд, спокойно и целенаправленно делают себе карьеру, накапливают капиталы, строят дачки/парнички, в то время, как он по-жизни буксует, меняет работы, как перчатки, и испытывает финансовые неурядицы.

Еще Синдром напоминает уздечку. *Непоседа привыкает к тому, что что-то жестко и внезапно осаживает его без каких-либо предупреждений или вины со стороны самого Непоседы.*

Непоседе постоянно говорят, что стоит ему собраться и все будет в порядке.

Непоседу обильно награждают лестными ярлыками — лентяй, разгильдяй, неудачник. Часто это делают близкие ему люди. **Со временем Непоседа начинает больше верить этим ярлыкам, чем своей интуиции и своему таланту.**

Непоседа — это типичный первопроходец, который с азартом справляется со штормами и лишениями, но когда новая земля открыта, скука пожирает его энергию и ему остается только наблюдать, как другие процветают на открытых им землях.

Непоседы склонны к самолечению. Самые популярные лскарства — это алкоголь, табак и марихуана.

Непоседе постоянно напоминают о его потенциале, который почему-то не раскрывается.

Чувство вины, комплекс неполноценности, отсутствие контроля — это вечные спутники Непоседы. Они подпитываются каждый раз, когда Синдром ставит Непоседе очередную подножку.

Ложка меда

Непоседы часто превосходят Ботаников в интеллектуальном развитии, креативности и интуиции.

Непоседа может быть очень успешен и может жить полноценной жизнью.

Если Непоседа находит себя, то становится первоклассным специалистом в своем деле.

Непоседа способен мыслить критически и оригинально.

Непоседа не признает авторитетов и догм.

Непоседа собран и спокоен, когда другие паникуют.

Непоседа приветствует перемены и новизну.

У Непоседы развито абстрактное и логическое мышление.

Непоседа не может мириться с серостью, унылостью и конформизмом.

Непоседа разносторонен и одарен.

Гиперфокус

Я обычно плох, но, когда я хорош, я хорош дьявольски.
— Чарльз Буковски, из интервью.

Внезапно хорошая новость

Замешательство, которого хватает в жизни Непоседы, компенсируется **гиперфокусом**, т.е. периодом экстраординарной концентрации при погружении в некую деятельность.

Примеры такой деятельности: видео игры, творчество, новое хобби, охота/рыбалка, спасение кого-то из беды, экстремальные виды спорта — **вещи, которые вызывают живой интерес и, следовательно, стимулируют мозговую активность.**

Можно сказать и так: **вещи, которые стимулируют мозговую активность, вызывают у Непоседы живой интерес.**

У Непоседы 1-го Типа вдруг заостряется внимание и его за уши не оттащишь от книжки или какого-нибудь проекта.

Непоседе 2-го Типа вдруг никуда не надо линять. Он может жить каким-то делом, например, паять радиоприемник, и совсем не горевать, что упускает время, которое в периоды отсутствия гиперфокуса он бы с удовольствием потратил на свои любимые шкоды. Не зря Непоседам 2-

го Типа порой говорят: *«Твою бы энергию, да в мирных целях».*

Для стороннего наблюдателя контраст просто поразителен. Ребенок, который всегда со скрипом садился за домашнюю работу и «уплывал» через 5 минут, начинает часами сидеть и внимательно читать книги по предмету, который его почему-то заинтересовал.

Из этого **как бы логично** следует, что стоит Непоседе собрать волю в кулак и он также методично сможет изучать все предметы школьной программы. Мечты, мечты...

Спокойствие, только спокойствие

Интересная деталь: то, что у Ботаников вызывает *панику* (напр., взрыв, стихийное бедствие, фонтан крови из артерии), у Непосед вызывает *искренний интерес: «Ух, смотри, как жахнуло! Пойдем, посмотрим поближе!».*

Кстати,

вот вам пример гиперфокуса:

«Один Буратино не растерялся. Он навьючил на Артемона два узла с самыми необходимыми вещами. На узлы посадили Мальвину, одетую в хорошенькое дорожное платье. Пьеро он велел держаться за собачий хвост. Сам стал впереди:

— Никакой паники! Бежим!»

Стресс? Это норма!

Есть мнение, что подобный стресс нормализует активность **префронтальной коры**, которая у Непосед работает слабее, чем у Ботаников.

Соответственно, в то время, как у Ботаника мозг «перегревается» и включается паника, у Непоседы, наоборот, мозг начинает работать в оптимальном режиме.

Возможно, именно поэтому даже Непоседа 1-то Типа может подсознательно искать приключений, так как *адреналин шкоды и стресс ожидания наказания* позволяют его мозгу работать без обычных препонов.

***

Среди врачей скорой помощи и профессиональных спасателей много Непосед, так как в условиях опасности непоседский мозг работает четко и слажено.

***

К сожалению, гиперфокус вряд ли появится, когда Непоседе все-таки нужно поднять задницу и сделать что-то, **что он не хочет**.

В данном случае, некая усидчивость может обеспечиться *стрессом от страха*, что, например, не будет сдана сессия или что Непоседу выгонят с работы.

В тихом омуте...

При гиперфокусе Непоседа погружается в дело, *кстати, не обязательно полезное или нужное, как в омут, со всеми потрохами*. В этом омуте он будет вполне себе счастлив и легко взбесится, когда кто-то решит вторгнуться в его непоседскую идиллию.

Первые моменты отходняка от гиперфокуса напоминают ощущения героя кинофильма, который просыпается в незнакомом месте и спрашивает себя: *«Где это я?»*.

Секретное оружие

Гиперфокус, кстати, является одной из вещей, которая спасает Непосед в жизни, т.к.

— с одной стороны, некоторые проекты, например, старт нового бизнеса требуют полнейшей концентрации и отдачи.

— с другой стороны, гиперфокус может дать мощный прорыв в деле, например, позволит заработать деньги, чтобы после возвращения обратно в расфокусированную жизнь появилась возможность окунуться в мечты или скитания.

Дичь с рисовым гарниром

Ботанику приносит успех *планомерная работа, организованность и последовательность*.

Ботаник подобен терпеливому китайцу, ежедневно перебирающему рис.

Успех Непоседе приносят вспышки гиперфокуса, когда он может полностью раскрыть свои способности и за короткое время добиться очень многого.

Непоседа подобен охотнику, который, добыв дичь, кормится ею до следующей охоты.

Как я написал свою первую тожекнигу

Контраст между невнимательностью в обычной жизни и супер концентрацией при гиперфокусе доходит до абсурда. Расскажу случай из моей практики.

Прошу вас устроиться поудобнее и убрать из рук горячий кофе или любой другой предмет, который при падении может нанести вред ноге или компьютеру.

Я гарантирую вам, что после прочтения этой истории вы решите, что

— либо, я обманывал вас до сих пор
— либо, я обманываю вас сейчас
— либо, что действительно есть много в этом мире, друг Горацио...

Итак.

В 1996 году совместно со своей знакомой я составил и издал справочник «Помощник аудитора» (ISBN: 5—86461—215—4; 1/1/1997). Моей задачей была кропотливейшая работа по бездумному перепечатыванию курса валют ЦБ из Российской газеты в вордовский документ.

Фактически это выглядело так: я брал Российскую газету за каждый день, начиная с 1-го января 1993 года и заканчивая 31 декабря 1996 года, открывал страницу с курсами валют и цифра за цифрой вносил данные в компьютер.

Как это ни дико звучит, но сия

— сверх кропотливая,
— на первый взгляд, наискучнейшая,
— и, без сомнения, ответственная работа,

доставляла мне огромное наслаждение — ведь я так мечтал, чтобы вышла книга с моим именем на обложке!!!

ЦБ России устанавливает курсы валют к рублю каждый рабочий день. В календарном году 250 рабочих дней. В четырех годах 1000 рабочих дней. Т.е. мне нужно было физически открыть Российскую газету и найти там страницу с курсами валют минимум **1000** раз.

За те 4 года список валют менялся, но, в среднем, в каждом номере РГ печатался курс 30 валют. Курс включал в себя в среднем 5 цифр.

Считаем. За полгода работы над справочником, я вручную перенес и напечатал **30000 (тридцать тысяч) чисел** (1000х30) со знаком после запятой или **150000 (сто пятьдесят тысяч) цифр** (1000х30х5).

При этом я не сделал ни одной ошибки (!!!) ни в самих цифрах, ни в последовательности, ни в месте для запятой, ни в комбинации код валюты-курс валюты-дата котировки.

Я знаю, что **работа была проведена безупречно**, так как делал двойную проверку, и за все эти годы издательство не получило ни одного сообщения об ошибке от тысяч аудиторов, использовавших наш справочник.

Ну как вам такой Непоседа?

Часть 2. Черная кошка в темной комнате

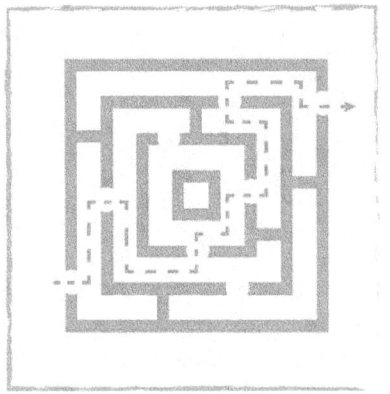

Любопытная история Финеаса Гейджа

Такое может случиться только на пантомиме где-нибудь в театре, и нигде больше.
— *профессор Гарварда Г. Д. Бигелоу о произошедшем с Гейджем.*

Гвозди бы делать из этих людей

Есть люди, которые, сами того не желая, становятся знаменитыми, и их жизнь рассматривает под микроскопом не одно поколение. Одним из таких людей стал американский путепрокладчик-взрывник **Финеас Гейдж**.

***

А дело было так.

Жил-был не тужил один хороший человек, которого звали Финеас П. Гейдж (Phineas P. Gage) — год рождения 1823, судимостей не имел, в порочных связях замечен не был.

Его любили и уважали. Дело свое он знал, подчиненных не душил, был верным другом и заботливым сыном.

С детства отличался отменным здоровьем, твердыми костями, железными мускулами и железной волей.

Обладал сильным характером. Был хорош собой, деятелен и харизматичен. Как сказал бы Володя Шарапов: *«Таких бабы любят».*

Все было бы у него хорошо, но судьба настигла Финеаса 13 сентября 1848 года.

В тот день он работал над подрывом скальной породы к югу от города Кавендиш в штате Вермонт, прокладывая путь для железной дороги.

Подрыв готовился таким образом: сначала в скале сверлилось глубокое отверстие, затем туда добавлялись взрывчатка, фитиль и песок. Все это утрамбовывалось металлическим шомполом.

Шомпол имел цилиндрическую форму, был длиной 1.1 метра и весил 6 кг при диаметре в 3.2 сантиметра. Он заострялся на конце смотрящим при трамбовке вверх и был изготовлен местным кузнецом по спецзаказу Финеаса.

В этот день что-то пошло не так, и искра от соприкосновения металла и скалы взорвала порох.

Шомпол подобно ракете выстрелил из отверстия в скале, **вошел в левую часть лица Финеаса, проскользнул за левым глазом вверх, пробил череп и облепленный кровью и мозгами вылетел из головы бедняги.**

Сила ускорения была настолько велика, что шомпол отбросило еще на 25 метров.

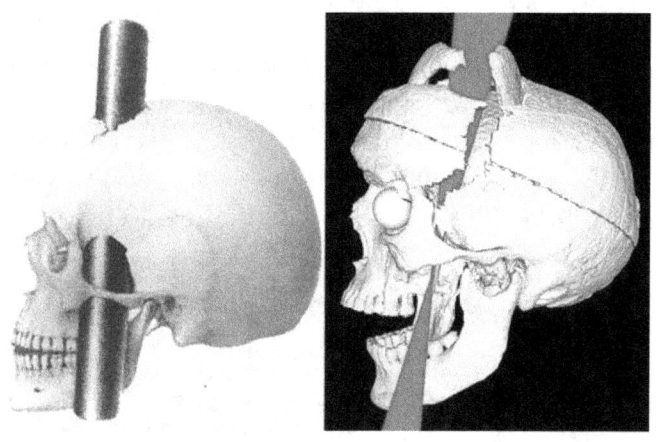

На этом история бы и закончилась, будь на месте подрывника какой-нибудь очкарик-хипстер, но это был Финеас Гейдж, и в тот день его судьба решила: *«Будет жить!»*

В результате прохода шомпола через пол головы, Финеаса отбросило на спину, но уже через несколько минут он смог не только говорить, но и с помощью коллег передвигаться на своих двоих. Затем, сидя (!) на телеге, он проехал 1.2 километра до ближайшего отеля.

Через полчаса после происшествия вызванный по тревоге доктор встретился с Финеасом, который мирно сидел в кресле на веранде отеля и приветствовал эскулапа такими словами: *«Доктор, у вас похоже есть нехило работенки»*. После чего показал развороченную дыру в верхней части черепа.

Доктор с необыкновенным удивлением начал осмотр, который закончился рвотой пациента и выбросом на землю еще с полчашки мозгов.

Несмотря на то, что любящие родственники уже приготовили саван и гроб, а также договорились с местным дьячком, чтобы все было «как у людей», Финеас не только выжил, но уже через два с половиной месяца (в середине ноября) вернулся домой. В феврале он смог работать по хозяйству, а весной уже пахал землю, работая, однако, всего лишь полдня.

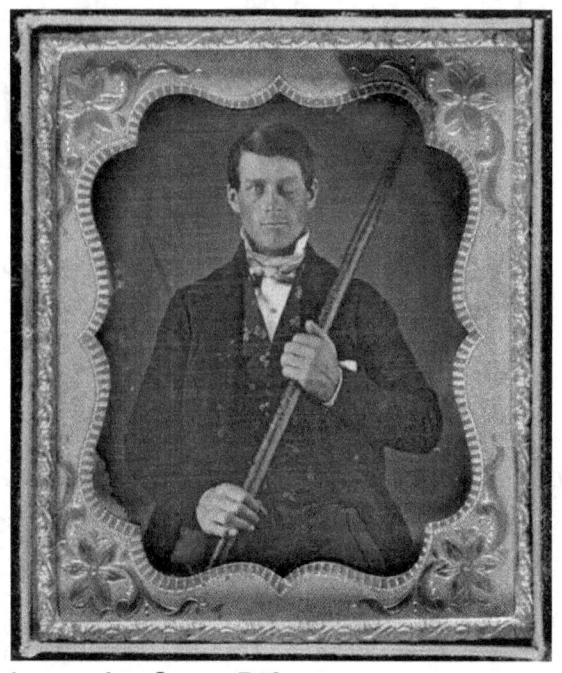

На фотографии Финеас Гейдж и его знаменитый шомпол.

Через четыре года (1852) Финеас был уже в Чили, где в течении 7 лет он гонял экипажи по маршруту Вальпараисо-Сантьяго, управляя шестеркой рысаков.

В 1859 году его состояние ухудшилось и он уехал в Калифорнию, где еще какое-то время проработал на ферме в Санта-Кларе. В мае 1860 года Финеас Гейдж умер в доме своей матери в Сан-Франциско в возрасте 36 лет.

Таким образом, он прожил 12 лет после несчастного случая, после которого мы бы с вами немедленно откинули коньки и уже 12 лет доказывали Апостолу Петру, что на самом деле мы не лодыри и тунеядцы, а честные СДВГшники.

«Это больше не Гейдж»

Сейчас вы поймете, почему я рассказал вам эту историю. Как я уже написал, Финеас был во многих отношениях образцом для подражания. Вот как его работодатели отзывались о нем ДО травмы: *«Самый эффективный и способный из прорабов, работающих на нас.»*

Но после травмы эти люди были настолько потрясены изменениями в характере Гейджа, что они не пожелали вернуть ему место.

Вот что написал об этих изменениях после смерти Финеаса его врач мистер Харлоу:

«Равновесие или баланс, так сказать, между его интеллектуальными способностями и животными склонностями, был, по-видимому, уничтожен. Он:

— *порывист*
— *непочтителен*
— *время от времени позволяет себе грубейшую ненормативную лексику (что ранее было не в его привычке)*

— проявляет мало почтения к своим товарищам
— нетерпим к ограничениям или советам, если они расходятся с его желаниями
— порой до крайности упрям
— но в то же время капризен и нерешителен
— строит много планов, но бросает до исполнения в пользу других планов, которые находит более привлекательными.

Он — ребенок в своем интеллектуальном потенциале и проявлениях, но, в то же время, он имеет животные страсти сильного мужчины.

Хотя он никогда не ходил в школу, до своей травмы он обладал хорошо сбалансированным умом, и его расценивали как проницательного, хваткого бизнесмена, очень энергичного и настойчивого в выполнении всех своих планов.

В связи с тем, что его ум был радикально и решительно изменен, его друзья и знакомые говорили о нем «**это больше не Гейдж**».

***

Не кажется ли вам, дорогие друзья, что поведение несчастного мистера Гейджа очень похоже на поведение Непоседы?

***

Шомпол разрушил у Финеаса левую лобную долю мозга. Внешняя часть лобных долей называется «**префронтальная кора**» и отвечает она, среди прочего, за:

— планирование
— принятие решений
— мотивацию
— внимание и концентрацию
— самоконтроль (например, сдерживание импульсивности)
— эмоциональное реагирование
— поведение в социуме
— оценку ситуации
— направление мыслей и действий в соответствии с поставленными целями
— принятие решений
— способность к обучению.

То есть, префронтальная кора отвечает именно за те функции, которые у Непосед нарушены.

Давайте рассмотрим, что говорят о Синдроме ученые, а не бабки у подъезда.

Возможные причины Синдрома

*Судьба проказница, шалунья
Определила так сама:
Всем глупым — счастье от безумья,
А умным — горе от ума.*

— *А. И. Полежаев*

Здесь у нас есть четыре аспекта:

1. Каким образом можно «подцепить» Синдром
2. Какие именно нарушения в мозге являются причиной Синдрома
3. Эволюционные предпосылки Синдрома: охотники и фермеры
4. Тоскуя об ушедшем (шутка).

1. Каким образом можно «подцепить» Синдром

По наследству

Кому-то достаются дворцы-титулы, кому-то кот в сапогах, кому-то СДВГ. Если один из родителей — Непоседа, то у ребенка есть 30—50% шанс унаследовать Синдром.

Как мы увидим дальше, более-менее надежная диагностика СДВГ основана на комплексном исследовании жизни Непоседы, например, его учебе в школе, наблюдениях за ним родителей, мнении учителя и т. д.

Если паттерны поведения, характерные для Непоседы, были и у родителя (-лей), то это еще один плюсик к тому, что и у ребеночка может быть не хроническая лень, а Синдром. Считается, что примерно 70% Непосед унаследовали СДВГ.

В отношении прочих 30% ситуация до сих пор не ясна и связь нижеследующих вещей с СДВГ является в строгом смысле спекуляцией, хотя чисто на логическом уровне эти вещи выглядят, как хорошие кандидаты для причин Синдрома.

Во многих случаях устранение некоторых из этих причин, например, недосып/диета, убирает все симптомы Синдрома или же существенно облегчает их.

Из-за черепно-мозговой травмы

Научный консенсус заключается в том, что Синдром, в первую очередь, вызван некими нарушениями в префронтальной коре головного мозга.

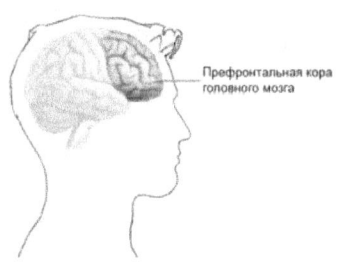

Это часть мозга, которая уютненько расположилась сразу за лбом. Черепно-мозговые травмы, а особенно, травмы в области лба, могут нарушить работу префронтальной коры и последствия будут соответствующие.

Как вариант, могут появиться признаки Синдрома или, если Синдром уже есть, жизнь Непоседы может стать еще хуже.

Из-за интоксикации/осложнений во время беременности или родов

Сюда могут входить следующие ситуации:

— ребенок недоношен
— ребенок при рождении имеет малый вес
— черепно-мозговая травма при родах
— роды производились через кесарево сечение
— курение или употребление матерью алкоголя во время беременности
— во время беременности мать была подвержена воздействию свинца, ртути (о них через минуту), пестицидов, химических соединений типа Совол и Совтол и/или других ядов.

Отравление ртутью или свинцом

Начнем с ртути. При попадании ртути в воду, напр. из-за промышленных выбросов, ртуть преобразуется в метилртуть. Метилртуть имеет свойство накапливаться в организме.

В Штатах категорически не рекомендуется поедание рыбы, морских млекопитающих и моллюсков, содержащих высокий уровень метилртути, для следующих лиц:

— женщины, которые могут забеременеть (да, да — women who may become pregnant)
— беременные женщины
— кормящие матери
— маленькие дети.

Метилртуть выводится из организма естественным путем и процесс очистки организма может занять больше года.

Основные поставщики метилртути: акула, рыба-меч, некоторые виды тунца и макрели, марлин, тайлфиш, кит, лобстер.

Ртутью также можно отравиться из-за:

— **амальгамы** (сплав ртути), используемой **в зубных пломбах** (они имеют серебряный цвет)
— загрязнения окружающей среды.

Ртуть уже давно известна, как высокотоксичная вещь для мозга и других внутренних органов. Обследования детей, которые подверглись отравлению ртутью, выявили (среди прочих) проблемы с языковыми навыками и умениями, а также вниманием и координацией. Но только недавно ученые начали проверять связь повышенного содержания ртути в организме с СДВГ.

У инуитов, проживающих в Северном Квебеке в Канаде, значительную часть рациона составляет мясо бслухи (вид зубастых китов), которое имеет повышенное содержание ртути.

Ученые взяли пробы крови из пуповины у 300 инуитских детей и через много лет протестировали их на наличие симптомов СДВГ. Выяснилось, что дети с высоким уровнем ртути в крови демонстрировали в 3 раза больше симптомов СДВГ, чем дети с низким содержанием.

Несмотря на эти и другие исследования, до сих пор четко не установлено, что именно ртуть причиняет СДВГ, так как корреляция не подразумевает причинную обусловленность, т.е. наличие ртути в крови Непоседы не означает, что именно она была причиной СДВГ.

***

Подобная ситуация имеет место быть и со свинцом — негативное влияние свинца на здоровье может быть причиной задержки в умственном развитии, проблем с моторикой и поведением у детей. Но научно доказанной связи между именно СДВГ и повышенным содержанием свинца в организме пока что нет. Основной источник отравления свинцом — это краска для дома, содержащая свинец. Заражение происходит через отшелушивающиеся микро частички краски, которые попадают в организм через дыхание и пищу.

Заражение может произойти, даже если поверх старой краски со свинцом нанесена новая без свинца.

В США такая краска со свинцом запрещена еще в 1978 году.

В России она до сих пор используется. В 2011 провели исследования красок на российском рынке:

«Три четверти (16 образцов) из общего числа проанализированных проб (21) красок содержали свинец в концентрациях свыше предложенного приемлемого уровня в 90 ч/млн, а в более чем двух третьих (14 образцов) эти уровни превышали 600 ч/млн. В пятой части всех образцов (4 образца) содержание свинца было опасно высоким и превышало 10 000 ч/млн» (http://www.ecoaccord.org/pop/doc/lead_in_paint.pdf)

Некоторые другие источники свинца:

— свинцовые водопроводные трубы
— свинцовый припой, используемый для соединения водопроводных труб
— китайские игрушки для детей.

***

Уровень ртути и свинца в организме тестируется через анализ химического состава крови / волос. Из того, что я прочитал на американских сайтах, следует, что анализ волос является более надежной вещью для диагностики, так как волосы содержат в себе признаки отравления, даже если отравление произошло какое-то время тому назад.

Поговорите с врачом!!!

Сверхчувствительность или аллергия на некоторые виды еды или компоненты в еде

Кстати,

*разница между аллергией и сверхчувствительностью к еде заключается в том, что при аллергии реакция, иногда даже опасная для жизни, наступает **сразу же** после приема несовместимой пищи. При СЧ реакция замедлена и может проявиться в течение **часов или даже дней**.*

Мы — то, что мы едим. Накормите маленького Ботаника конфетами с мороженым, дайте ему запить все это Пепси-Колой и посмотрите на результат: там и мозговой туман, и проблемы с концентрацией, и, возможно, необузданная энергия с импульсивностью.

В исследовании, проведенным в Голландии в 2011 году, 64% диагностированных детей-Непосед избавились от симптомов Синдрома за 5 недель диеты.

О непоседской диете мы поговорим чуть позже.

Недостаточный сон

Дети без всякого СДВГ становятся капризными, несобранными и импульсивными, если они не высыпаются.

Невыспавшемуся ребенку труднее учиться и фокусировать свое внимание.

Даже один час хронического недосыпа может играть негативную роль для общего самочувствия, обучаемости и контроля за поведением — причем это относится не только к детям, но и ко взрослым.

Во многих случаях нормализация сна полностью избавляет от всех симптомов Синдрома или же существенно улучшает жизнь Непоседы.

Мы подробно остановимся на этой теме.

Возможны и прочие причины

К ним могут относиться насилие над ребенком или пренебрежение им, перекидывание ребенка между детдомами или родственниками.

К возможным причинам относят также последствия инфекционных заболеваний, например, энцефалита.

Также есть данные о возможной связи СДВГ и **фтора**, добавляемого в воду.

2. Какие именно нарушения в мозге являются причиной Синдрома

Начнем с теории химического дисбаланса. Изменения в диете, а также использование некоторых лекарств могут существенно улучшить непоседские симптомы. Для некоторых это является еще одним доказательством того, что Синдром вызван химическим дисбалансом в мозге.

Теория о том, что психиатрические отклонения вызываются химическим дисбалансом, возникла в 50-х годах в США, когда случайно заметили, что препарат **хлорпромазин** успокаивающе действует на психически больных пациентов (в основном, шизофреников).

***

Прежде, чем продолжить, давайте вкратце и упрощенно рассмотрим, как работают **нейротрансмиттеры**. Мозг вмещает в себя миллиарды нервных клеток — **нейронов**, которые образуют между собой сложные цепи коммуникации и постоянно общаются друг с другом. Типичный нейрон имеет два типа волокнистых окончаний.

1. Окончания для отправления сигнала к другому нейрону называется **аксон**.

2. Окончания для получения сигнала от другого нейрона называется **дендрит**.

Чтобы сигнал достиг другого нейрона, сигнал должен преодолеть крошечный зазор между аксоном и дендритом, называемый **синапс**. Это происходит с помощью химического вещества под названием **нейротрансмиттер** (англ., transmitter — передатчик). После того, как нейротрансмиттер пересек синапс и присоединился к дендриту принимающего нейрона, то он либо активирует, либо подавляет этот нейрон.

После этого аксон либо поглощает этот нейротрансмиттер обратно или нейрон, принявший нейротрансмиттер, переваривает его ферментами (энзимами) и статус кво восстанавливается.

Считается, что нейроны общаются между собой именно таким образом, но при этом возможны исключения и вариации. Для более глубокого погружения в вопрос, гуглите и дано вам будет.

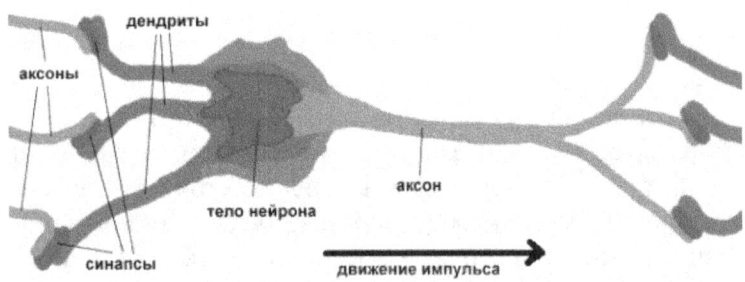

ОК, возвращаемся в Америку 50-х. Сначала никто не знал, почему хлорпромазин действует успокаивающе. Но в следующие десятилетия ученые выяснили, что он снижает уровень нейротрансмиттера **дофамина** в мозге.

Из этого был сделан вывод, что причиной шизофрении является... избыток дофамина.

Поскольку одновременно искали и лекарство

от депрессии, то было установлено, что антидепрессанты повышают уровень нейротрансмиттера **серотонина** в мозге.

Из этого был сделан вывод, что причиной депрессии является... недостаток серотонина.

Кстати,

выводы об изменении уровней нейротрансмиттеров были сделаны, исходя из анализа продуктов их расщепления в спинномозговой жидкости.

Следовательно, решили ученые, причиной шизофрении, депрессии и прочих психических расстройств является **химический дисбаланс в мозге.**

С позиции логики этот вывод не состоятелен, так как если вещество X снимает симптомы при болезни Y, то из этого НЕ следует, что Y возникает из-за нехватки X. Иначе можно было бы утверждать, что боль возникает из-за нехватки в организме морфина на том основании, что морфин снимает боль.

Но, тем не менее, теория химического дисбаланса дала мощный толчок фармакологической индустрии и определила судьбы очень и очень многих людей.

Если раньше психические заболевания лечили не психоактивными препаратами, а различными терапиями, то с 50-х годов прошлого века именно эти препараты стали основным методом работы (сказать «лечения» язык не поворачивается) с пациентами, подверженными психозам, беспокойству, депрессиям и прочим сладушкам, включая СДВГ.

Теория химического дисбаланса, как причины возникновения психических заболеваний, до сих пор не доказана и логика, на которой она построена, не выдерживает критики, но эта теория очень выгодна фармацевтической индустрии и врачам, так как первые получают десятки миллиардов прибыли в год, а вторые — взятки от фармацевтов и постоянную клиентуру.

Я сделал такое вступление, чтобы вы понимали, откуда у теории химического дисбаланса — самой популярной теории в отношении причин Синдрома — растут ноги.

***

Итак, *на сегодняшний день предполагается,* что основной причиной синдрома является: **Дисфункция префронтальной коры головного мозга (ПКГМ).**

ПКГМ осуществляет исполнительную функцию, которая имеет отношение к способностям:

— проводить грань между конфликтующими мыслями и оценивать их
— определять, что такое хорошо и что такое плохо
— различать между «лучше» и «самое лучшее», а также между «то же» и «другое».
— осознавать связь между действиями в настоящем и их последствиями в будущем
— работать над достижением цели
— осуществлять социальный контроль, т.е. сдерживать поведение, которое может привести к вещам, которые считаются неприемлемыми в обществе

— поступиться немедленной выгодой, ради большей выгоды в будущем.

ПКГМ называют **Генеральным Директором и ментальным альбомом для зарисовок**, так как она, с одной стороны, помогает в принятии решений, а с другой, позволяет представить себе возможные последствия от различных действий. Разрушение ПКГМ ведет к проблемам с *концентрацией, ориентацией, абстрактным мышлением, суждением, способностью к решению задач, поведением в социуме*. ПКГМ имеет чрезвычайно много связей со всеми другими частями мозга, особенно с теми, которые имеют отношение к *вниманию, способности к обучению, действию и эмоциям*.

На картинке ниже показаны части ПКГМ, отвечающие за эмоциональную реакцию (emotional responses), внимание (attention) и поведение/суждение (behavior and judgement):

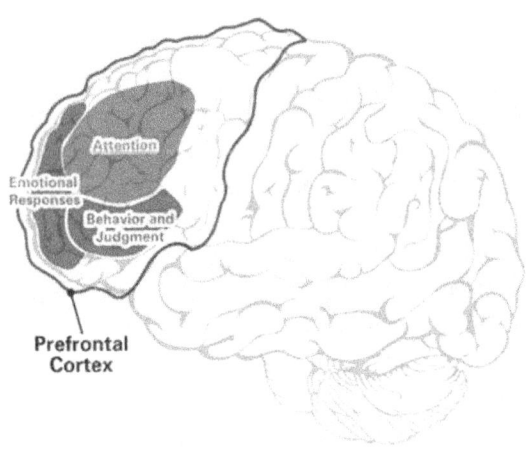

Считается, что при СДВГ нарушено два вида межнейронных сетей коммуникации, в которых участвует ПКГМ:

1. **Сети Внимания** — контроль над вниманием.
2. **Сети Торможения** — контроль над эмоциями, импульсами.

Эти нарушения могут быть связаны с работой нейротрансмиттеров. В частности:

Норэпинефрин улучшает работу ПКГМ, усиливая межнейронные сети и позволяя им поддерживать активность длительные периоды времени (например, когда нужно сфокусироваться на домашнем задании).

Дофамин улучшает работу ПКГМ, уменьшая ненужный шум, т.е. ослабляет сигналы, которые не имеют отношение к текущим задачам (например, слушанию учителя).

У Непосед выявлен низкий уровень и норэпинефрина, и дофамина.

Предполагается, что при СДВГ **дофамин слишком быстро забирается обратно посылающим сигнал нейроном и поэтому не успевает доделать свою работу**. А работа его — это ментальная стимуляция, предвкушение награды/удовольствия и поддержка интереса. Таким образом, **мозг Непосед недостимулирован**.

Кстати,

в исследовании, проведенном под руководством доктора Норы Д. Волкоу (Nora D. Volkow), с помощью PET Imaging (см. ниже) сравнили число дофаминовых рецепторов у взрослых Непосед (мозг которых не был стимулирован психостимуляторами) и Ботаников.

У Непосед было значительно меньше дофаминовых рецепторов D2 и D3. **Причем, чем меньше этих рецепторов было у Непоседы, тем сильнее были его симптомы невнимательности!**

Как мы уже знаем, Непоседы предпочитают лечить (стимулировать) себя сами. Примеры снадобий:

— **Наркотики** — *марихуана, алкоголь, табак, кокаин. Есть сведения, что до 70% зависимых от веществ являются Непоседами.*

— **Компьютерная стимуляция** — *особенно, видео игры. Видео игра может способствовать такой же дофаминовой активности и, соответственно, выработки такой же зависимости, как в случае с наркотиками. Дело даже доходит до летального исхода...*

— **Опасные предприятия** — *быстрая езда, экстремальные виды спорта, внебрачные связи, казино, преступления. Они повышают уровень адреналина и дофамина.*

— **Неразумное потребление пищи** — *например, поглощение огромного количества кофе, энергетических напитков, переедание.*

Дефицит еще одного нейротрансмиттера — **серотонина** — связывают с эмоциональной неустойчивостью.

***

Исследователи используют современные технологии, чтобы, например, увидеть:

— **структуру** мозга (напр., технология **magnetic resonance imaging** (MRI)) и
— **активность** мозга (напр., технология **single-photon emission computed tomography** (SPECT Imaging) и **positron emission tomography** (PET Imaging)),

но **в массовой диагностике СДВГ эти технологии пока не участвуют**.

Известный исследователь Синдрома доктор **Дэниел Амен** провел тысячи экспериментов с использованием технологии **SPECT Imaging**, и в то время, как его работу критикуют другие ученые, надо сказать, что снимки, которые он приводит в подкрепление своих доводов, очень наглядны.

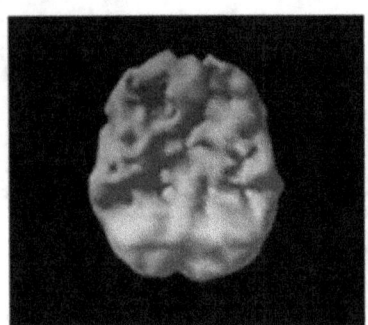 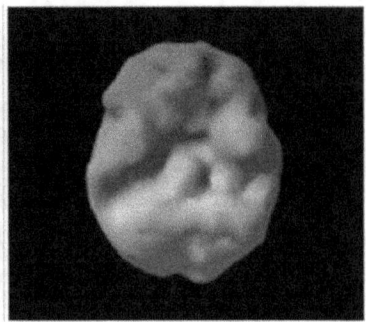

Снимки активности мозга до и после приема психостимулятора. Вид снизу.

На первом снимке, когда пациент пробовал сконцентрироваться, видны сбои активности в области префронтальной коры и левой височной доли.

На втором снимке — активность мозга после приема **Аддеролла** (относиться к **амфетаминам**).

С помощью технологии MRI удалось выяснить, что **у Непосед кора головного мозга развивается (взрослеет) в среднем на 3 года позже, чем у Ботаников.**

Кстати,

двигательная область коры головного мозга (моторный кортекс) у Непосед развивается, наоборот, быстрее, чем у Ботаников: **этим можно объяснить непоседскую гиперактивность** *— мозг, в буквальном смысле, требует, чтобы тело двигалось.*

Особая же задержка наблюдается в средней части ПКГМ — у Непоседы взросление мозга здесь отстает на целых 5 лет.

Задержка взросления мозга может объяснить тот факт, что **некоторые Нспоссды теряют Синдром в подростковом возрасте**. Но все равно непонятно, почему кто-то Синдром не теряет и несет его через всю оставшуюся жизнь.

На рисунке ниже светло-синим показана кора мозга Непосед и светло-фиолетовым — кора мозга Ботаников.

Числа — это возраст.

Если у Ботаников кора сформирована уже к 10 годам, то у Непосед только к 13.

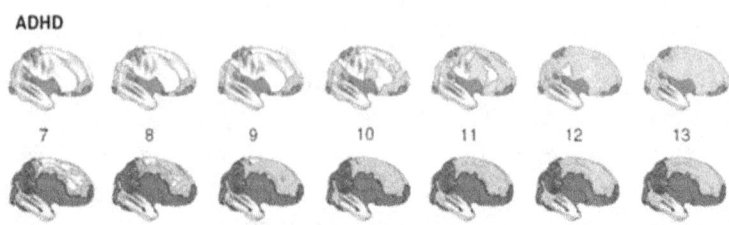

Исследование проводилось среди сотен Непосед и Ботаников в течение многих лет.

3. Эволюционные предпосылки Синдрома: охотники и фермеры

Анекдот:

«Негр под пальмой на родине лежит, млеет. Мимо проходит бизнесмен из Европы.

— Вот ты негр, лежишь, бездельничаешь, а мог бы на пальму залезть, нарвать бананов. Пойти на рынок и продать.
— А зачем?

— Ну, как зачем! На деньги с проданного, купишь тележку и нарвешь намного больше!

— А зачем?

— Да ты с проданного уже сможешь купить грузовик и возить большие объемы, потом наймешь работников, а сам будешь лежать и ничего не делать!

— А я, в принципе, и так лежу и ничего не делаю!»

***

Эта байка говорит еще и о следующем: **менталитет «цивилизованного человека» построен на идее о том, что достижение успеха — это некий долгий структурированный путь.** Это не плохо и не хорошо. Это данность.

С детства нам вдалбливают, что нужно учиться в школе (8—11 лет), потом в ПТУ/техникуме/институте (3—5 лет), потом после 11—16 лет «обучения» придти на производство/фирму, быть несколько лет лохом-подмастерьем и после этого ты имеешь право на успех, признание, деньги.

Успешные бизнесмены, изобретатели, музыканты, писатели, которые прорвались и получили успех вне системы, например, покинувший Гарвард Марк Цукерберг, считаются исключениями и их успех объясняют «даром Божьим» или везением.

Мы — цивилизация фермеров, людей, которые должны уметь спокойно планировать, подчиняться, адаптироваться. Именно из-за этого Непоседы не вписываются в привычные рамки. **Именно из-за этого Синдром — это инвалидность.**

Но так было не всегда.

Американский писатель Том Хартман (Thom Hartmann) был первым, кто впервые высказал идею о ценности Синдрома для общества, где основным источником существования была *охота*.

По мере того, как наши предки становились более оседлыми, независимыми от капризов природы, умелыми в землепашестве и ремеслах, тем менее ценными становились качества, присущие охотнику, и более ценными — качества, присущие фермеру.

Вот перевод таблицы, в которой Том иллюстрирует ценность симптомов Синдрома, если их применить не к средней школе/ПТУ/институту/фирме, а к выживанию в дикой природе.

Таким образом, *признаки инвалидности в мире фермеров (Ботаников) вдруг становятся ценными свойствами в мире охотников (Непосед).*

Симптомы Синдрома	Положительное качество для охотника	Положительное качество для фермера
Короткий интервал внимания, но возможен гиперфокус на длительный период времени.	Охотник постоянно отслеживает, наблюдает, что происходит вокруг.	Фермер должен уметь сконцентрироваться на той вещи, которой он занимается сейчас.
Проблемы с планированием: неорганизован и импульсивен (принимает скоропалительные решения).	Охотник гонится за добычей без всякого планирования и предупреждения, как только настанет подходящий момент.	Фермер должен быть способен на планомерную, гарантированную деятельность.
Искаженное чувство времени: не отдает себе отчет, сколько времени займет та или иная работа.	Охотник гибок и готов к быстрой смене стратегии.	Фермер организован и целеустремлен. У него есть долговременная стратегия, с которой он согласует свои действия.

Симптомы Синдрома	Положительное качество для охотника	Положительное качество для фермера
Нетерпеливость.	Охотник неутомим. Он способен поддерживать интерес, напор, но только в отношении стимулирующей его цели.	Фермер отдает себе отчет о времени и о том, когда и что нужно делать. Он делает вещи вовремя, спокойно, с расстановкой.
Трудность в объяснении концепции словами или объединении слов в концепцию. Возможны нарушения в способности читать.	Охотник мыслит визуально и конкретно. Он ясно ощущает реальные вещи, даже если для них не придумано слов.	Фермер терпелив. Он знает, что хорошие вещи требуют времени, и он умеет ждать.
С трудом следует инструкциям.	Охотник независим.	Фермер - член команды.
Мечтательность.	Повседневные, рутинные вещи скучны охотнику. Он наслаждается новыми идеями, эмоциональным возбуждением, погоней по горячим следам.	Фермер сфокусирован. Умеет доводить дело до конца, уделять внимание деталям, решать вопросы.
Совершение поступков без просчета последствий.	Охотник хочет и способен пойти на риск, встретиться лицом к лицу с опасностью.	Фермер осторожен. Он сначала думает, потом делает.
Проблемы в следовании социальным нормам.	Для охотника важна суть, а не обертка: "Нет времени на пустые сантименты, пока не приняты решения".	Фермер умеет лелеять и пестовать вещи; он создает и поддерживает ценности общества; он воспринимает вещи, которые будут продолжаться некое время.

Эта яркая иллюстрация служит еще одним доказательством того, что **когда Непоседа попадает в благоприятную среду и начинает заниматься совместимым с ним делом, его жизнь, до этого полная неудач и разочарований, вдруг начинает искриться успехом, удовлетворением от сделанного, радостью от созидания и своего места в мире.**

4. Тоскуя об ушедшем (шутка)

Естественно, что **Непоседы были всегда. Те из них, кто с талантом, состоянием или со счастливой звездой, пробивались, творили, достигали.** На простых же Непосед наклеивались ярлыки и с них рисовались образы людей из серии: *«Сынок, ты не хочешь быть таким, как этот дядя!»*.

***

Одним из первых известных нам упоминаний об СДВГ в профессиональной литературе было сделано шотландским врачом Александром Кричтоном. В своей работе от 1798 года под названием «Взгляд в происхождение и природу умственного расстройства» в главе «Внимание» он рассказал о «неугомонности ума»:

«*При этой болезни внимания*, если эту болезнь можно так охарактеризовать, *каждое впечатление, похоже, возбуждает человека и дает ему неестественную степень неусидчивости*. Люди, ходящие по комнате, негромкий звук в комнате, движение стола, внезапно закрытая дверь, легкий избыток жары или холода, слишком много или мало света — все эти вещи нарушают у таких пациентов устойчивость внимания, так как оно легко сдвигается при любом отвлечении.»

И еще: «**Каждый школьный учитель, наверняка, видел, что есть много учеников, для которых сухость и трудность латинской и греческой грамматики настолько невыносимы, что ни страх розги, ни данные ими обещания не могут заставить их сосредоточиться на этих предметах.**»

Доктор Кричтон отметил, что такие пациенты говорят, что у них есть «fidgets», т.е., по-простому, шило в заднице. Он также предложил, чтобы эти дети получали особую образовательную программу, так как очевидно, что **у таких детей есть проблема с вниманием как бы сильно они ни старались**.

200 с лишним лет назад врачи стали обращать внимание на Синдром. **200 с лишним лет назад, Карл**... и до сих пор для большинства: Непоседы — это моральные уроды и безвольные лентяи.

***

В 1844 году немецкий врач Генрих Хоффман опубликован иллюстрированные детские истории, среди которых был стишок «Непоседа-Фил».

Доктор Хоффман не был согласен с главенствующей точкой зрения своего времени, что пациенты с психическими отклонениями одержимы дьяволом или заведомо являются преступниками, он был склонен рассматривать их состояния как отклонения, вызванные медицинскими факторами.

Трудно сказать, был ли Фил Непоседой или же просто невоспитанным мальчиком, но стишок стал визитной карточкой для всех Непоседушек.

Вот перевод (автор перевода Бормотова Екатерина, г. Санкт-Петербург, Россия):

«Филип — непоседа
«Ну-ка, Филип, покажи
Нам, какой послушный ты —
Усидишь хотя бы раз
За обедом без проказ?» —
Филу папа говорит;
Мама строго так глядит!
Но Филип несносный
Не слушает взрослых —
Он ерзает,
Кривляется,
И даже — как вам нравится —
На стуле он качается,
Как на коне игрушечном —
«Ох, Филип доиграется!»

Слов не слышит никаких
Неуемный баловник —
Стул он сильно раскачал,
Испугался, закричал,
И за скатерть как схватится...
Хуже что могло случиться?
Вмиг слетели со стола
Чашки, ложки — вся посуда.
Как же помрачнела мама
При виде этого бедлама!
В лице как папа изменился!
Да, Филип сильно провинился.

Но где же сам Филип, где наш герой?
Его не видать под осколков горой!
Скатерть и все остальное
Накрыло собою героя.
Печальный у посуды вид —
Стаканы, блюда — все разбито!
Здесь вот вилка, а там нож —
Филип, Филип, как так можно!

СДВГ ЛАЙФ ИЛИ ЗАПИСКИ ИЗ НЕПОСЕДСКОГО ДОМА

Стол внезапно опустел,
Папа с мамой погрустнели,
Осерчав на непоседу —
Как и чем теперь обедать?»

***

Голстонские Лекции (Goulstonian Lectures, 1902 год) британского педиатра Джорджа Фредерика Стилла считаются началом научного подхода к рассмотрению Синдрома. В своих Лекциях доктор Стилл рассматривал вопрос «ненормального дефекта в моральном контроле у детей». Стилл определял моральный контроль, как **«контроль за действиями в соответствии с идеей о всеобщем благе»**.

Он часто наблюдал проблемы с моральным контролем у детей с явным слабоумием, но среди детей с проблемами морального контроля были также и дети, которые имели вполне сносный интеллект и, как написал врач,: *«эти случаи требуют внимательного рассмотрения»*. Таких детей Стилл выделил в две подгруппы:

1. Дети «с серьезным дефектом морального контроля, когда дефект связан с физическим заболеванием», например, опухоль в мозге, менингит, эпилепсия, травма головы или тифозная лихорадка.

2. Дети с «**дефектом морального контроля, когда дефект ярко проявляется, но при этом у ребенка нет общего поражения интеллекта или физического заболевания**».

Стилл исследовал жизнь 20 детей из второй подгруппы (назовем их **Непоседами Стилла**) и среди них было 15 мальчиков и 5 девочек — такая же пропорция 3:1, как и сейчас среди Непосед, диагностируемых на основании американского справочника по психиатрии DSM-V.

Наиболее общераспространенным симптомом среди Непосед Стилл выделил «passionateness», т.е. «**импульсивность в отношении некоей немедленной цели**», «**быстроту в том, чтобы выразить всю эмоцию и, в особенности, фрустрацию, гнев, враждебность и агрессию**».

Стилл также упомянул, что у многих из его Непосед была «**крайне ненормальная неспособность к поддержанию внимания. Как родители, так и школьные учителя отметили эту особенность в некоторых моих случаях как что-то необычное**».

***

Полная антология научной мысли о СДВГ может быть найдена в Интернетах, но и так видно, что психиатров тема интересует давно.

Диагностика Синдрома

> *Мия: Ты придумал тему для разговора?*
> *Винсент: Вообще-то я хотел тебя кое о чем спросить,*
> *но ты вроде бы хороший человек и я не хотел тебя обижать.*
> — *К. Тарантино и Р. Эвери, Криминальное чтиво*

Теперь мы подошли к одной из самых непростых вещей в отношении Синдрома. А именно к вопросу **диагностики**. Здесь есть несколько проблем, но скажу сразу, что 100% надежной диагностики не существует.

Итак:

ПРОБЛЕМА 1. Прелести Синдрома выглядят как вещи, которые время от времени могут быть у большинства людей, а, особенно, — мальчишек

С одной стороны, Синдром не выражен неким **явным отклонением от нормы**, как например, шизофрения.

С другой стороны, даже самый закоренелый Ботаник, например, под воздействием эмоций, килограмма пломбира или от недосыпа, может проявить нетерпеливость, отсутствие внимания или импульсивность.

Все это так!

Но дело заключается не просто в том, что эти признаки (симптомы) существуют, а в **особенностях проявления этих признаков**.

Пример:

Каждый человек может упасть духом, загрустить, слечь из-за сильного переживания, но хотя эти симптомы будут напоминать классическую депрессию, они не обязательно означают саму депрессию. Депрессивное состояние характеризуется специфическими проявлениями симптомов, например, тоска или отток энергии имеют место каждый день.

Вернемся к проявлениям признаков при Синдроме. Здесь есть пять моментов:

1. Хроническое проявление признаков
2. Отсутствие контроля над *причиной* возникновения этих признаков.
3. Характерные комбинации, букеты определенных признаков.
4. Разительный контраст между работой над рутинными и стимулирующими проектами.
5. Ярко выраженным качественным прорывом, когда удается найти подходящее лекарство.

Подробности

1. Хроническое проявление признаков.

Например, у гиперактивного Непоседы гиперактивность — это **неотъемлемая черта личности**.

Бывает, что и Ботаник от нетерпения стучит по столу карандашом. Это естественная вещь, когда, например, ему надо быть на уроке в то время, как папа уже принес домой его МЕЧТУ ЖИЗНИ — щенка.

Но Ботаник не будет стучать по столу карандашом, извиваться или качаться на стуле КАЖДЫЙ (или почти каждый) день.

2. Отсутствие контроля над *причиной* возникновения этих признаков

С полной решимостью довести дело до конца Непоседа может сказать себе: «*Отныне, я буду внимательно читать инструкции и четко следовать им.*» Но, скорее всего, у него ничего не получится и все вернется на круги свои, т.к. **он борется со следствием, а не причиной.**

Причина Синдрома — это биологические особенности головного мозга.

Именно эти особенности, а **не акт воли**, препятствуют нормальному восприятию инструкций и их исполнению.

В то же время разгильдяй-Ботаник может просто решить для себя, что уже хватит заниматься ерундой, нужно начать серьезно учиться и, *пусть поначалу со скрипом,* но он действительно берется за голову. При усердном труде у Ботаника все получится, так как он работает над устранением **причины**, которой является элементарная лень.

Кстати:

Речь идет о Ботаниках и Непоседах со средним или выше среднего интеллектом. Естественно, что есть и Ботаники и Непоседы, которые не могут хорошо учиться просто из-за интеллектуальных ограничений.

3. Характерные комбинациями, букетами определенных признаков.

Доктор Дэниел Амен выделяет 7 таких букетиков или комбинированных типов Синдрома:

ТИП	Признаки
ТИП I. Классический СДВ/СДВГ	Короткий отрезок внимания, отвлекаемость, неорганизованность плюс гиперактивность, импульсивность и неусидчивость.
ТИП II. Невнимательный СДВ (без Г)	Основные симптомы СДВ (проблемы с вниманием и т. д.) плюс низкие энергия и мотивация, чудной, не от мира сего, тормознутый, погруженный в себя. Это - тихие дети или взрослые, которых часто характеризуют как "ленивый", "без огонька" и "не очень-то смышленый".
ТИП III. Чрезмерно сфокусированный СДВ/СДВГ	Основные симптомы СДВ плюс негибкость в восприятии/познании, проблемы с переносом внимания, не может избавиться от негативных мыслей или типов поведения, беспокоится, держит в сердце обиду, постоянно спорит, противоречит другим, не переносит рутину. Часто такой тип Непоседы бывает в семьях, где есть проблема зависимости (алкоголь, наркотики, игровая и др.) или обсессивно-компульсивные тенденции.

ТИП	Признаки
ТИП IV. СДВ/СДВГ, связанный с низкой активностью височной доли	Основные симптомы СДВ плюс вспыльчивость, неадекватно интерпретирует реплики других людей, периоды сильного беспокойства, испытывает головную боль или боль в животе, была травма головы, мрачные мысли, проблемы с памятью и чтением, у кровных родственников были проблемы с гневом. Часто такой тип Непосед бывает в семьях, где есть трудности с обучением или несдержанностью/гневом.
ТИП V. Лимбический СДВ/СДВГ	Основные симптомы СДВ плюс хроническая меланхолия, негативность, низкая энергия, низкая самооценка, раздражительность, социальная изоляция, плохой аппетит, sleep patterns (*букв., "типы сна", например, жаворонок или сова. Я не понимаю, к чему здесь это, так как у каждого есть некий тип сна - Роман Савин*). При этом типе психостимуляторы обычно приводят к проблемам с синдромом отмены или вызывают симптомы депрессии.
ТИП VI. Огненное кольцо (или вулканический пояс) СДВ/СДВГ	Основные симптомы СДВ плюс переменчивость настроения, вспышки гнева, любит противоречить, отсутствие гибкости, скачка идей, излишняя болтливость, высокая чувствительность к звукам и свету. Доктор Амен дал наименование "Огненное кольцо" из-за интенсивного пояса сверхактивности, который можно увидеть с помощью SPECT Imaging у пациентов с этим типом СДВГ. Психостимуляторы обычно ухудшают симптомы этого типа.

ТИП	Признаки
ТИП VII. Тревожащийся СДВ/СДВГ	Невнимательность, неорганизованность, тревожность, нервозность, тенденция к негативным прогнозам, оцепенение в ситуациях, как на экзамене, тенденция к социофобии. Люди с таким типом имеют тенденцию к тому, чтобы испытывать физические симптомы стресса, такие, как головная боль или желудочно-кишечные проблемы.

4. Разительный контраст между работой над рутинными и стимулирующими проектами

Сюда можно добавить, что Синдром характерен *разительным контрастом уровней*

— **мотивации,**
— **внимания** и
— **энергии**

у одного и того же амиго,

— когда он делает что-то в своей **обычной буксующей манере** и
— когда его **мозг разгоняется гиперфокусом**.

Это действительно как **два разных человека**. Если учительница видела, на что способен Непоседа при гиперфокусе, она будет вечно недоумевать, почему школяр, который может быть настолько мотивирован, внимателен и энергичен при интересующей его активности, вдруг опускается на землю, тупит, буксует и перескакивает с двойки на тройку, когда речь идет о рутинной работе.

5. Ярко выраженным качественным прорывом, когда удается найти подходящее лекарство

Эффект от совместимого с Непоседой лекарства может быть поразителен. Что характерно, налаживаются не только очевидные вещи, тянущие Непоседу назад, например, импульсивность и невнимательность, но и те вещи, которые ели Непоседу попутно. К таким вещам относятся, например, беспокойство и депрессия.

ПРОБЛЕМА 2. Наука знает о головном мозге чуть больше, чем ничего

Как сказал в 1995 году психиатр и директор Национального Института Психического Здоровья (NIMH) Рекс Коудри (Dr. Rex Cowdry):

«Мы не знаем причин (ни одного психического заболевания). У нас еще нет методов „лечения" этих заболеваний».

Это сказал не какой-нибудь дремучий мракобес, а уважаемый ученый и бюрократ от психиатрии.

Следовательно, у нас есть...

ПРОБЛЕМА 3. Психиатрия — это больше алхимия, чем наука

Врачи любых других специальностей могут хотя бы воочию увидеть проблему или сделать химический тест: дерматолог — сыпь на коже, дантист — рентгеновский снимок зуба, гинеколог с помощью УЗИ — беспечное плавание будущего Ботаника или, не дай бог, Непоседы, в утробе матери; анализ крови может выявить с высокой точностью множество заболеваний, а анализ волос может выявить отравление организма.

И только психиатры и психологи действуют вслепую. Как и до потопа, их главные орудия — разговор с пациентом, сбор досье на него же и, естественно, опыт и интуиция.

Если хирург видит на снимке, что сломана рука, то ни у кого не вызывает сомнения, что рука действительно сломана.

В то же время, есть умельцы, которые могу обмануть даже искушенного психиатра, чтобы не попасть в армию или тюрьму.

Сколько у нас школ урологии или, например, стоматологии? Все более или менее унифицировано.

В то же время, **школ психологии/психиатрии не счесть.**

Одному и тому же бедолаге разные врачи могут поставить разные диагнозы или, даже если будет консенсус насчет диагноза, лечение может быть совершенно разным — один врач предпишет таблетки, другой — психотерапию, третий — отдых на море, четвертый — покупку собаки, пятый — пост и молитву, шестой — секс, наркотики и рок-н-ролл.

Мы знаем о мозге настолько мало, что не только не умеем лечить психические заболевания, но и даже не понимаем, откуда они берутся.

Психически нездорового человека можно накачать таблетками, сломить его волю, запугать, зомбировать, оградить от общества, но понять суть его проблемы, помочь ему выбраться из тупика и обрести крылья — эта весьма непростая задача и при современном (зачаточном) понимании мозга задача порой неразрешимая.

ПРОБЛЕМА 4. Диагностика сложна и ненадежна

Несмотря на то, что есть технологии по сканированию мозга в реальном времени, например, SPECT Imaging, которые могут помочь в диагностике СДВГ, пока еще нет научного консенсуса о надежности такой диагностики.

Соответственно, все приходится делать по-старинке. При подозрении на СДВГ ответственный врач проводит целое расследование:

— изучается история здоровья
— допрашивается как сам непоседливый *поциэнт*, так и его учителя, родители и спутники жизни
— заполняются тесты
— сдаются анализы

В Приложение I в конце книги вы сможете найти тест на СДВГ согласно американскому Руководству DSM-V. На сайте Записок (sdvglife.org) этот тест есть в интерактивной форме.

Лучик надежды

Правда

Допустим, вы почитали материалы на Интернете и узнали себя или своего ребенка. Как сказала бы моя мама: «*В этом весь ты!*».

Настало ли время отчаиваться? Скорее наоборот. **В ваш мир проник лучик надежды.**

Найдите хорошего врача и займитесь самообразованием в отношении Синдрома. В Синдроме нет ничего стыдного или аморального.

Стыдно — невежество, а аморально — бежать от реальности и считать, что рассосется — особенно, когда страдает ребенок.

Очень может быть, что проблемы вызваны не Синдромом, а, например, отравлением ртутью, или же ребенок просто не высыпается, или переживает из-за развода родителей, или пьет столько пепси-колы, что от сахара у него срывает его маленькую крышу.

Кстати,

некоторые виды еды: напр., продукты, содержащие клейковину (белый хлеб) могут усилить симптомы СДВГ. Иногда даже бывает так: исключение определенной еды из рациона Непоседы делает его самым настоящим Бота-

ником. *Иными словами,* **поведение Ботаника, который ест несовместимую с его организмом пищу, может напоминать поведение Непоседы.** *Мы об этом еще поговорим.*

В любом случае — **лучше знать ПРАВДУ.**

Если правда заключается в том, что ваш ребенок — Непоседа, то у вас появится шанс, чтобы переломить ситуацию или хотя бы перестать его гнобить — ему и так несладко.

Голова в песке

Если же вы засунете голову в песок, то Синдром, который обычно приносит больше несчастья, чем счастья, будет отравлять Непоседе жизнь или же, не дай Бог, приведет к проблемам типа злоупотребления алкоголем/наркотиками со всеми вытекающими. Даже если у вас не найдут Синдрома, то все равно, пообщавшись с врачом и вникнув в тему, вы лучше узнаете себя! Ведь неспроста же вы озадачились и читаете мое словоблудие.

Нет полностью «нормальных» людей, у каждого из нас есть, мягко говоря, свои нюансы.

Чем лучше вы будете знать себя, т.е. свои слабые и сильные стороны, и чем больше вы будете интересоваться своим мозгом, тем проще вам будет решить:

— что в себе лелеять, а что корректировать
— в какой среде и с какими людьми вы будете чувствовать себя счастливее.

Кроме того, принципы «**понять — значит простить**» и «**знание — сила**» еще никто не отменял.

История американского Андрюши

В одной из своих лекций доктор Дэниел Амен рассказал историю своего племянника Эндрю.

В 9 лет Эндрю был тем еще кадром: однажды он без всякого повода атаковал девочку на бейсбольном поле, рисовал себя повешенным на дереве и стреляющим в других детей, наверняка, было еще что-то не менее «обнадеживающее». В общем, как говорится, доброе начало...

Если бы его пустили по обычному конвейеру американской мечты, то сначала его подсадили бы на антидепрессанты, а затем он, возможно, слетел бы с катушек и повторил путь Эрика Харриса и МНОГИХ других массовых убийц, которых пичкали антидепрессантами, вместо того, чтобы разобраться в истинных причинах их нетипичного поведения.

Кстати,

Эрик Харрис — это один из стрелков в школе г. Колумбия в Колорадо, который вместе со своим подельником убил 13 и ранил 24 человека.

Но Эндрю повезло с дядей. В своей клинике доктор Амен использует технологию SPECT Imaging для сканирование активности мозга. **После скана мозга Эндрю выяснилось, что на месте левой височной доли мозга у мальчика была киста размером... с мячик для гольфа.**

На картинке слева — мозг Эндрю. Обратите внимание на пробои в активности.

На картинке справа — здоровый мозг. Активность распространена равномерно.

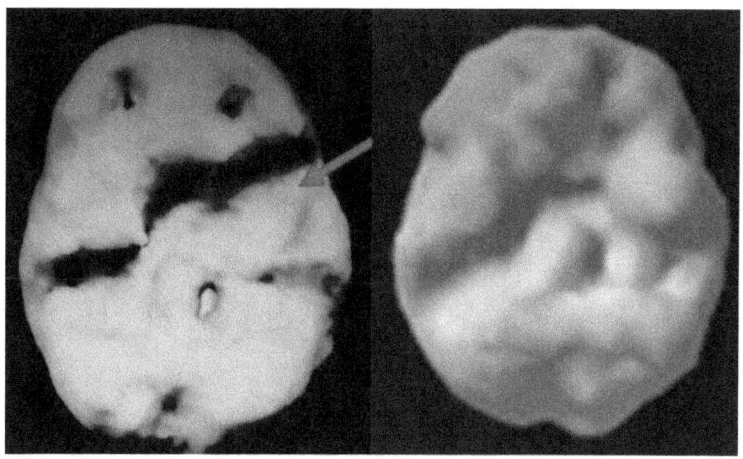

Никакие терапии, лекарства, диеты, душеспасительные беседы, подзатыльники, молитвы, посты или ремень не помогли бы Эндрю...

Когда кисту удалили, его поведение изменилось **радикально**. Он стал обычным добродушным амиго, **каким он сам всегда хотел быть.**

Мнение подруги

Что было, то и будет, и что творилось, то творится, и нет ничего нового под солнцем.

— *Экклезиаст.*

Пост, молитва, радио «Радонеж»

Если у вас есть подозрение, что имеется Синдром, **лучше не делитесь своей догадкой с соседями, друзьями, коллегами и, даже, наверное, родственниками.**

Например,

«Вот прочитала книгу и думаю, может у Лешки Дефицит Внимания, а не пожизненное раздолбайство. Что думаешь, Оль?»

Желание поделиться своими чаяниями вполне естественно. Но если вы поделитесь с теми, кто не в теме (а 95% не в теме), то ничего хорошего не получится — вас просто не поймут.

Скорее всего, вы услышите:

— О старых добрых временах со старыми добрыми ремнями

— О том, что все мальчишки такие

— О том, чтобы вы не забивали себе голову ерундой

— О том, что Синдром — это миф, раскрученный медицинским истеблишментом в интересах фармацевтов

— О том, что нужно просто собрать волю в кулак, и проблемы будут решены, т.е. например, появится внимание и исчезнет гиперактивность

— О том, что нужно пойти в церковь, покреститься, помолиться, исповедоваться, причаститься, поставить свечку, внести посильную лепту, освятить квартиру и т. д.

— О том, что сначала неплохо было бы позвонить общему знакомому, чей троюродный брат был знаком с женщиной, которая когда-то была замужем за молодым человеком, чей сосед, вроде бы, учился в Первом Меде на факультете урологии.

Скорее всего, так и будет. Фирма гарантирует.

Скажите, вы тоже пойдете к подруге-неспециалисту за советом, когда вам нужно провести, скажем, операцию на сердце, пересадить почку или вырезать аппендикс?

Правильно, НЕТ. Тогда почему вы думаете, что подруга сможет диагностировать психическое состояние? Наш мозг в разы сложнее сердец, почек и аппендиксов вместе взятых.

В чем польза для вас во мнении дилетанта, ДАЖЕ если человек желает вам добра и любит вас больше всего на свете? **Будьте милосердны к людям, не взрывайте им мозг**, ведь здравый смысл говорит, что если что-то выглядит, как дефект характера, и не диагностируется со 100% уверенностью, то это не болезнь, а просто оправдание собственной лени. Проявим же гуманность к нашим друзьям и родственникам, и оставим их в неведении!

Если же необходимо срочно с кем-то поделиться, то найдите форум Непосед или их родителей, и вас там выслушают и поддержат, ибо форумчане испытывают ту же боль, что и вы.

Суть: если Синдром есть у вас или вашего ребенка, вы НЕ ИМЕЕТ права пускать дело на самотек.

За нас и за наших детей отвечаем только мы, и в случае, если Синдром есть, то

— **это не наших советчиков, а нас/наших детей будут травить, выгонять, недопонимать, отторгать, осуждать, лишать возможностей**

— **это не у наших советчиков будут проблемы из-за нашего самолечения алкоголем/наркотиками**

— **это не наши советчики будут собирать жизнь по кусочкам.**

Поэтому, берем ответственность за свою жизнь на себя... и не разглашаем.

Молчание — золото

Даже когда врачи официально объявили меня СДВГшником, мои русские друзья, живущие на Западе, не верили, что у меня есть СДВГ. Некоторые американцы не верили тоже.

Что уж говорить о России, где даже к людям с *явными психическими отклонениями* нередко относятся с насмешкой или презрением. И вы хотите, чтобы к внешне здоровому человеку проявили понимание и сочувствие???

Знаете, почему в России так мало инвалидов (телесных, психических)?

Их, на самом деле, немало. Просто их не видно, так как наше общество не приспособлено ни технически, ни морально, чтобы интегрировать иных людей и помочь им почувствовать себя людьми, а не биомусором. И если в таком обществе вы ищете понимания СДВГ, я искренне желаю вам удачи.

Наш непоседский крест — это не только иметь заболевание, но и быть неспособными доказать его реальность окружающим.

Вам не будут верить, а будут клевать, если вы захотите рассказать вне форумов и вне врачебных кругов о своем Синдроме или Синдроме вашего ребенка.

Безумству храбрых поем мы песню

Но, с другой стороны, если мы, Непоседы и их родители, не будем стараться встряхнуть общество и сказать: «Мы есть!», то дело так и не сдвинется с мертвой точки.

В общем, решайте сами, но будьте готовы к болезненному разочарованию, когда тот, в чьей любви вы не сомневались, воспримет ваш рассказ о Синдроме с недоверием, а то и насмешкой.

Ибо любовь любовью, а стереотипы стереотипами

Часть 3. Диалоги с Отрицалой

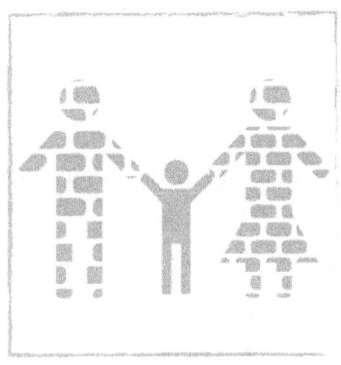

В частности сами диалоги

Нас ввергает в проблемы не то, что мы не знаем, а то, что мы знаем наверняка, но что верняком не является.
— *Чарльз Ф. Кеттеринг, из статьи.*

Я бы выделил два основных типа Отрицал: **Консерватор** и **Умник**.

Консерватор живет устоями прошлого, которое применяло к Непоседам два основных лекарственных препарата: *ремень и осуждение*.

Умник считает, что Синдром — *это современное изобретение,* нужное врачам и фармакомпаниям, чтобы срубить бабки.

Взрослому носителю Синдрома, который обильно вкусил живительных плодов этого «несуществующего» свойства мозга, просто смешно читать мнения диванных психиатров, которые утверждают, что Синдрома не существует.

Это из серии: **когда слепому пытаются доказать, что его слепота — это просто альтернативное видение мира.**

Хотя должен сказать, я понимаю Отрицалу и поэтому хочу с ним поговорить. Пусть начинает Отрицала.

Отрицала:
«Дорогой симулянт, твоя проблема с вниманием — это признак лени, стоит тебе собраться и все будет ок.»

Непоседа: Наидражайший Отрицала, предлагаю тебе сделать глубокий вдох и задержать дыхание на 10 минут. Тебе, конечно, захочется выдохнуть и вдохнуть примерно через минуту, но этот позыв — просто иллюзия. Если ты **соберешь в кулак свою волю**, то ты поймешь, что она сильнее желания организма избавиться от углекислого газа и получить кислород.

Как, ты говоришь *«На это я пойтить не могу?»* **Мне кажется, тебе просто *лень!***

Теперь ты знаешь, как себя чувствует невнимательный Непоседа. Он может искренне хотеть сфокусировать внимание на домашнем задании и на секунды или минуты вполне может сделать это, но потом его внимание *рассеивается или же уплывает (переключается).*

Например,

Как оно уплывает?

Невнимательный Непоседа может о чем-то мечтать, или вспоминать что-то, или же заниматься самокопанием. Или просто тупить, ни о чем не думая. Он может смотреть в окно или впериться взглядом в портрет Александра Сергеевича и медитировать, глядя на его бакенбарды, отмечая при этом все детали прорисовки, пока, наконец, голос учителя «Иванов, проснись!» не вернет его к реальности.

Посмотри на человека, который очень хочет спать,

но должен бодрствовать. Например, ночной охранник, следящий за камерами видеонаблюдения.

*Он силится смотреть в монитор, потом трет глаза, зевает, засыпает на несколько секунд и, очнувшись, снова таращится на экран, чтобы через несколько секунд снова клевать носом. И так, пока либо не отрубится, либо не взбодрит себя **на время** чашечкой кофе или холодным душем.*

Так и невнимательный Непоседа. Например, он читает учебник по истории. Он пытается сфокусироваться, но вскоре его внимание рассеивается или переключается. Например, он вдруг «просыпается» и понимает, что прочитал абзац и не воспринял из него ни одной мысли, т.е. механизм распознавания текста работал, но интеллект информацию не обрабатывал. Как говорят в народе: *«Смотришь в книгу, видишь фигу».*

Усилием воли он наводит фокус и читает еще полстраницы, но незаметно для него самого фокус снова размывается, внимание буксует и, как защитный механизм, внимание переключается на что-то другое, например, на мечтания.

Печальная реальность заключается в том, что **чем сильнее Непоседа старается сфокусироваться, тем этот фокус у него хуже получается.**

Если Непоседа имеет свободу маневра (например, дома, а не на уроке или лекции), то он пойдет списывать домашнее задание, либо займется видео игрой, или возьмет в руки увлекательную книжку.

Внимание невнимательного Непоседы как будто жаждет повода, чтобы отвлечься. Так, любой звук с улицы может легко сбить его с панталыку и увести в мир грез.

Зато когда Непоседа чем-то заинтересован, то включается его тайное оружие — гиперфокус, и дело идет, как по маслу, до упора, без чувства меры.

Отрицала:
«Любой из нас хочет делать то, что ему интересно, и наоборот.»

Непоседа: Конечно, это именно так.

Но если взять невнимательного Непоседу и Ботаника, то при прочих равных (интеллект, обстановка в семье, сложность и объем домашних заданий), Ботаник может усилием воли заставить себя сделать то, что он **не хочет**, например, прочитать скучную книгу. *По аналогии, можно нехотя идти в магазин, но все-таки идти.*

В случае же с невнимательным Непоседой, как бы он ни включал свою волю при вещах неинтересных, скучных, нестимулирующих, его внимание все равно будет буксовать или же подчистую отключаться. *По аналогии, он делает шаг и спотыкается, следующий шаг — бетонная стена.*

Чтобы помочь Непоседе сконцентрироваться на вещах, которые ему не интересны, нужен какой-то мощный стимул, например, страх не сдать сессию или спор, ситуация, когда его берут «на слабо».

Например,

на спор с учителем литературы я за вечер прочитал поэму Байрона «Паломничество Чайльд-Гарольда». *На следующий день я выступил с докладом, где человеческим языком пересказал 43 страницы витиеватой поэзии. Прочитайте страничку этого незабвенного произведения и представьте, каково было шестикласснику прочитать его, сделать заметки и подготовить доклад. Все за один вечер.*

Но увы... в то время, как мои одноклассники спокойно читали классиков, которых задавали в качестве рутинного домашнего задания, я брал книгу и видел фигу.

Чем мощнее стимул, тем лучше фокус. Естественно, что постоянно жить под мощными стимулами, здоровья не хватит.

С другой стороны, у Непоседы так устроена голова, что сам посыл — «ты должен это сделать потому, что так надо» вызывает у него отторжение и немедленный негатив в отношении предмета — «долга», например, домашнего задания.

***

Возможно, что упрямство Непоседы — это просто проявление внутреннего конфликта между

— **легкостью и азартом делать то, что он хочет** (напр., стрелять из винтовки) и
— **непосильной трудностью делать то, он не хочет, но *должен*** (напр., ходить в школу).

Интеллектуальный уровень и творческий потенциал у Непосед выше, чем у Ботаников, но средний Ботаник успешнее среднего Непоседы на всех фронтах (семья, друзья, работа), так как **Непоседа стремится делать то, что хочет, а Ботаник — то, что нужно.**

Еще раз. Когда мы говорим об основных признаках, которые делают Непоседу Непоседой, напр., о проблемах с вниманием и учебой или о его способности следовать инструкциям, то **речь идет не о волевых решениях, а о способности мозга беспрекословно выполнять волю хозяина.**

Отрицала:
«Фармацевтические компании, разрабатывающие и выпускающие психостимуляторы, делают на мифе о СДВГ миллиарды долларов в год и, естественно, что они всячески заинтересованы, чтобы как можно больше людей получили диагноз „СДВГ" и купили препараты.»

Непоседа:

Только в США и только в 2010 был выписан **51 миллион рецептов** на покупку лекарств для лечения СДВГ. В основном, это стимуляторы центральной нервной системы на основе амфетаминовой группы (Аддеролл, Риталин, Дексeдрин (Dexedrine)).

Все психостимуляторы имеют:

— длинный перечень возможных серьезных побочек (включая преждевременный переезд в деревянный ящик) и
— серьезный потенциал для физической зависимости.

Знаете, с какого возраста выписывают психостимуляторы в США? **С трех (трех!!!) лет.**

Это ведь просто праздник какой-то для господ фармацевтов, ведь по официальной статистике от 5 до 10% американцев имеют Синдром.

Иными словами, **только в Штатах у фармацевтов есть от 15 до 30 миллионов потенциальных клиентов, которым можно толкать амфетамины от младых ногтей до седых волос.**

Кстати, Непоседы, использующие психостимуляторы, нуждаются в них чуть ли не ежедневно.

***

Но давай, дорогой Отрицала, рассуждать логически.

В природе капитализма — нажиться по-максимуму. Разве не строится бизнес и на других вещах, которые, так же, как и СДВГ (и ВСЕ другие психические заболевания), измерить невозможно?

Любовь, например, тоже нельзя измерить, но можем ли мы говорить, что любви нет, так как ювелиры получают прибыли, продавая влюбленным кольца с бриллиантами?

***

Как для влюбленного реальны его чувства, так и для Непоседы реален его Синдром.

Все основные сферы жизни: работа, учеба, социальная жизнь, карьера, здоровье, финансы, затронуты Синдромом и, как правило, самым негативным образом.

Но поскольку симптомы Синдрома внешне выглядят, как недостатки морали и силы воли, то только ничтожное число посторонних сможет усомниться в стереотипах и сказать себе: *«Стоп, а что если Синдром реален? Нужно что-то прочитать по теме!»*

Отрицала:
«Психиатры скоро назовут синдромом любой вид человеческого поведения, а фармацевты выпустят соответствующие пилюли.»

Непоседа:

Алхимики из Американской Ассоциации Психиатров (American Psychiatric Association (APA)) неустанно работают над тем, чтобы каждый чих имел свое название, кодировку и критерий в вышеупомянутом Руководстве по диагностике.

Скучаешь по любимой?
Определим это, как «Синдром психической нестабильности и депрессии, вызываемый отсутствием контакта с предметом половой зависимости».

Тебя бесит дятел-сосед, который до 3-х утра сверлит дупла в твоем мозге?

Определим это, как «Синдром повышенной аудио раздражительности и нетерпимости, вызываемый трением стального сверла о бетон в ночное время».

Тебя бесит дурак-начальник?

Определим это, как «Синдром отрицания дебильных приказов».

Если первая версия Руководства (DSM-I) была небольшой брошюркой, скрепленной спиральным переплетом, то последнее издание (DSM-V) — это уже плюшка на 947 страниц.

В последнем издании рассмотрено около 300 психических болезней, включая «Синдром отсроченного семяизвержения», «Синдром зависимости от другого человека» и «Синдром шпионящего за чужим сексом» (Voyeuristic Disorder). Могу спекулировать, что после выхода DSM-X не останется ни одного типа человеческого поведения, который бы не получил ярлык «Синдром».

Конечно же, ничего не делается от любви к искусству.

Ибо: **чем больше признанных «отклонений», тем больше «нужно» лекарств, и тем выше будут прибыли у фармацевтов.**

На интернете есть полно статей про трогательный симбиоз между врачами-психиатрами и фармацевтами. Схема проста, гениальна и прибыльна:

— Психиатры придумывают болезни и рекомендуют препараты, произведенные фармацевтами.

СДВГ ЛАЙФ ИЛИ ЗАПИСКИ ИЗ НЕПОСЕДСКОГО ДОМА

— Фармацевты оплачивают психиатрам профессиональное обучение (fellowship), конференции, исследования и прочие вкусняшки, которые принимать неэтично, но законно.

***

Все это так, но означает ли неуемное изобретение все новых и новых «болезней», что реальных психических отклонений не существует вовсе?

Знакомая моего друга может неделями умирать от депрессии в своем доме в одном из дорогущих районов Калифорнии (Los Altos Hills). Наверное, стоит ей объяснить, что ее депрессия нереальна, так как психиатры постоянно изобретают новые Синдромы.

Кроме того, СДВГ не является чем-то новым. Мы уже видели, что в западной медицине о нем известно как минимум 200 лет.

Просто поскольку симптомы СДВГ внешне похожи на проблемы силы воли, характера и воспитания, а в остальном человек «вроде бы нормален», то долгое время психиатры уделяли больший интерес классике жанра, типа шизофрении, и отдавали Непосед на откуп родителям и учителям.

Отрицала:
«Существование Синдрома выгодно врачам, так как приносит им деньги».

Непоседа:

Мы уже знаем, что диагностика СДВГ ненадежна. Логично было бы предположить, что в этой ситуации врачи проявят особую осторожность и консервативность при постановке диагноза.

Куда там! **Получить ярлычок «СДВГ пациент» для невнимательного и/или непоседливого ребенка (по крайней мере, в США) так же просто, как купить в ларьке чупа-чупс. Я не утрирую. Это факт.**

На внимательность ребенка и его поведение может влиять много факторов: диета, обстановка в семье, возможный контакт с вредной химией, притеснения в школе и др.

Поэтому в **каждом конкретном случае** нужно проводить полноценное расследование, касающееся как **семейной/общественной жизни ребенка, так и его биохимии.**

Пример:

Недостаток магния вызывает целый ряд проблем, начиная от слабости, усталости, беспокойства, раздражительности, депрессии, невнимательности, провалов в памяти и трудностей в обучении до мышечных спазмов, мигреней и даже смерти от остановки сердца и самоубийства.

*Значение магния в организме так велико, что **его называют четвертым необходимым элементом для жизни после кислорода, воды и пищи.***

Даже в США, где разнообразная пища и минеральные добавки доступны большинству, дефицит магния наблюда-

ется более, чем у половины жителей. Т.е. мы имеем настоящую эпидемию.

Думаю, что в России дела еще хуже: бич русского человека, алкоголь — это первейшая причина вымывания магния из тельца.

Кстати, постоянная раздражительность алкаша — это именно следствие недостатка магния.

***

ОК, мы говорили про консервативность в постановке диагноза и про тщательное расследование с целью выяснения причин проблем с непоседливостью. Что же мы имеем в реальности? Какой-то адский конвейер:

• *Бегаешь по классу?*
У тебя просто СДВГ. Следующий.

• *Уплывает внимание?*
У тебя просто СДВГ. Следующий.

• *Ерзаешь на стуле?*
У тебя просто СДВГ. Следующий.

Какая-то подозрительная смелость в диагностике.

«А рецепт, Ванюша, прост»: **за каждым рецептом на покупку психостимулятора нужно идти к врачу.**

Это связано с тем, что амфетамины входят в Группу II Акта о контролируемых субстанциях США (Schedule II drugs under Controled Substances Act for the USA) и аптекам запрещено повторно отпускать такие лекарства.

Каждый визит к доктору оплачивается из кармана или страховкой — в любом случае, доктор в выигрыше.

Теперь подумайте, много ли докторов выберет осторожность и консервативность, когда у нас есть неведомая фигня — СДВГ, которая может стабильно приносить ручеек прибыли **на протяжении всей жизни пациента.**

Чем больше Непосед и «Непосед» наблюдается у доктора, тем больше таких ручейков. А ручейки, как известно, сливаются в реки.

Кстати,

*Меня особо умилил доктор Майкл Андерсон (Dr. Michael Anderson) из Джорджии, который в интервью Нью-Йорк Таймс признался, что он не верит в Синдром, но все-таки выписывает Аддеролл пациентам из бедных слоев, так как... приготовьтесь... **поскольку изменить среду жизни — дорого, то нужно изменить ребенка.** То есть, чтобы выписать ребенку стимулятор центральной нервной системы, не нужно даже утруждать себя постановкой диагноза.*

Говоря без купюр, **многие американские врачи — это не лекари, а дипломированные драг дилеры.** Они не лечат, т.е. не устраняют причину недуга, а маскируют симптомы фармацевтической алхимией.

***

Все это так, но означают ли жадность и непорядочность некоторых эскулапов, что те болезни, с которыми к ним приходят, нереальны? Конечно, нет. Реальность болезни не имеет никакого отношения к тому, могут ее лечить или нет, и к тому, кто и как ее лечит.

***

Справедливости ради нужно сказать, что некоторые врачи относятся к психостимуляторам очень консервативно и прибегают к ним, как к одному из возможных методов смягчения инвалидящих симптомов Синдрома.

К сожалению, **на сегодняшний день психостимулятор, совместимый с Непоседой и при условии правильно выбранной дозы, действительно является одним из самых эффективных средств против Синдрома.**

Я сказал «к сожалению», так как психостимуляторы — это очень сильные наркотики, которые могут как спасти Непоседу, так и убить его.

Отрицала:
«Существование синдрома удобно и учителям, так как таблетка — это самый быстрый способ улучшения поведения».

Непоседа:

Поскольку теперь о СДВГ известно всем, то каждый встречный и ейный брат Аллилуй внезапно стали экспертами в Синдроме и его диагностике. Казалось бы: есть фармацевты и врачи, которые получают свой профит и радуются жизни, но при чем тут, скажите, учителя: «*Савва Игнатич, ну скажи, тебе-то зачем это нужно?!*»

Давайте посмотрим.

Начнем с того, что **школьная система выстроена так, чтобы воспитать стадо послушных баранов, умеющих сдавать тесты и не задающих лишних вопросов.**

Системе не нужны люди с критическим мышлением, т.е.

— люди, ничего не принимающие на веру
— люди, оспаривающие авторитет
— люди, спрашивающие «Почему».

Непоседы, которые по своей природе не любят быть частью стада, **в систему просто не вписываются.** Это проявляется как в том, что они задают неудобные вопросы, так и в том, что они мешают другим своими хулиганскими выходками.

Некоторые Непоседы могут довести до белого каления и святого, а в ситуации, когда школьная система ориентирована на марширующих овечек, любое отклонение от нормы мешает всему классу, — и это только усугубляет давление на учителя.

В общем, не позавидуешь. Я говорю об этом безо всякой иронии — **учителя являются такими же заложниками устаревшей образовательной системы, как и их ученики.**

СДВГ ЛАЙФ ИЛИ ЗАПИСКИ ИЗ НЕПОСЕДСКОГО ДОМА

Итак, возьмем обычную учительницу и обычного разгильдяя, который **ежедневно портит ей кровь**. *Кстати, этот разгильдяй может быть как Непоседой, так и Ботаником.*

Выберите наиболее вероятный вариант:

Вариант А: Учительница озадачилась судьбой ребенка и тратит свое личное время на

— разговоры с его родителями
— консультации со специалистами по детскому развитию и питанию
— мониторинг новостей на фронте Синдрома и других проблем с обучаемостью
— обучение ребенка техникам планирования и запоминания
— специальные послабления, например, разрешение встать и пройтись во время урока
— дипломатические игры с другими учителями и завучем, некоторые из которых будут Отрицалами.

ИЛИ

Вариант Б: Учительница настоятельно рекомендует родителям ребенка обратиться к профессионалу, например, психиатру.

Я думаю, что в большинстве случаев это будет вариант Б.

Типичный же американский психиатр скорее всего подсадит дитя на антидепрессант, психостимулятор или же их комбинацию.

***

Непоседа: Дорогой Отрицала, я скажу тебе больше: *Синдром выгоден не только фармацевтам, врачам и учителям, но и... некоторым родителям.*

ПРИЧИНА 1: На СДВГ можно списать недостатки воспитания и пренебрежение родительскими обязанностями.

Симптомы Синдрома выглядят как дефекты характера. Естественно, что настоящие дефекты характера — те же лень, апатия, несдержанность — это ни что иное, как **продукты плохого воспитания, игнорирования ребенка, нелюбви к нему**.

Родительский труд, внимание к ребенку, умение пожертвовать своими интересами ради ребенка — это серьезные вещи, к которым большинство просто не готово.

Брать на себя ответственность за результат пренебрежения своими родительскими обязанностями могут единицы, большинство же валит на школу, общество, улицу, американский империализм, масонов, мультики Диснея и... правильно — СДВГ.

Из-за трудностей в диагностике и мимикрии под дефекты характера СДВГ — это идеальное оправдание родителям, у которых — бутылка, работа, хобби, интернет, друзья, телевизор — имеют больший приоритет, чем их собственный ребенок.

ПРИЧИНА 2. Дать таблеточку и решить многие пробле-

мы гораздо проще, чем заняться ребенком и улучшить условия его жизни.

Есть у ребенка отклонение типа Синдрома или нет, родительский труд никто не отменит, если, конечно, родителя интересует судьба собственного чада.

Некоторые мама и папы решают вопрос просто — идут к врачу, врач выписывает «лекарства» типа психостимуляторов и антидепрессантов, и **вот уже ребенок, глаза которого вчера светились шкодой и радостью, превращается в тихого зомби, который больше никому не противоречит и не прыгает с дивана на кресло.**

Я был поражен, с какой легкостью американские врачи выписывают сильнейшие лекарства.

Причем делают они это не от злого умысла, а потому, что их так учили в медицинской школе.

Поэтому, если американский родитель решит посадить ребенка на таблетки, то проблем с получением желаемых лекарств у него не будет, при условии, что есть медицинская страховка или деньги.

Естественно, что речь не идет о самоотверженных родителях Непосед, которые по совету врача прибегают к психостимуляторам, как одному из средств облегчения симптомов Синдрома. **Я видел, как американцы носятся с больными детьми, даже чужими — труд, терпение и гуманизм этих людей действительно достойны восхищения.**

Отрицала:
«СДВГ — это просто проблема самоконтроля у детей. У взрослых СДВГ не бывает».

Непоседа:

До недавнего времени СДВГ считался детской болезнью, которая должна проходить с возрастом. Как оказалось, это не так. Синдром берут с собой во взрослую жизнь от 30 до 50% Непосед и, по последним данным, около 5% взрослой популяции имеет СДВГ.

Вот почему детский СДВГ более заметен, чем взрослый:

1. Симптомы детского СДВГ *внешне* проявляются ярче.
2. *Среда*, в которой существуют дети, — школа, более единообразна, чем десятки сред, в которых могут находиться взрослые.
3. Детьми занимаются их родители, а *взрослые предоставлены сами себе.*

Подробности:

1. Симптомы детского СДВГ внешне проявляются ярче

Дети более непосредственны, чем взрослые, и имеют меньше контроля над внешними проявлениями своих особенностей.

Например,

взрослый Непоседа гиперактивно-импульсивного Типа не будет лазать по шкафам или прыгать по столам в офисе.

С возрастом Непоседа так или иначе учится подавлять, загонять внутрь некоторые **внешние** симптомы СДВГ, которые просто переходят в другое качество, например, гиперактивность может перейти во внутреннее беспокойство или негативно повлиять на и так неважную усидчивость.

Мы, взрослые Непоседы, просто научились маскировать наши проблемы и согласились с невеждами, что причина этих проблем кроется в дефектах нашего характера и низкой морали.

В этом заключается и одна из основных вещей, ломающих жизнь взрослого Непоседы:

мы согласились с ложью, хотя в глубине души мы понимаем, что есть вещи, например, внимание, которые мы контролировать не в состоянии.

> **2. Среда, в которой существуют дети, — школа, более единообразна, чем десятки сред, в которых могут находиться взрослые**

Взрослый Непоседа может просто уходить от эскалации симптомов Синдрома путем перехода на другую позицию внутри компании, переключения между задачами, смены работы.

Школа же предполагает уравниловку и подведение всех под один знаменатель в течение 11 лет.

Непоседу в школе увидеть просто, так как:

— во-первых, он существует в среде, *несовместимой со своей личностью*

— во-вторых, за некоторыми исключениями, *среда остается одной и той же от школы к школе*
— в-третьих, за ребенком можно наблюдать *в той же самой среде в течение длительного периода времени.*

Кстати,

возможно из-за этих факторов, в DSM-V и более ранних версиях справочника диагностика направлена, в первую очередь, на школьников.

3. Детьми занимаются их родители, а взрослые предоставлены сами себе

Мама и папа проблемного ребенка скорее обратятся за помощью к психиатру, чем взрослый, который чувствует, что с ним что-то не так.

Если ребенок тупит в школе, то это рано или поздно заметят учителя и родители, и зададут себе вопрос: *«Что происходит?»*

Если взрослый, даже с высоким интеллектом, работает на младшей должности несколько лет, а в это время продвижение получают его менее талантливые коллеги, то кто, кроме *самого взрослого и его супруги,* озадачится этой несуразностью?

Начальник? У начальника своя жизнь, и он не нянька другим взрослым людям.

***

Никто не смотрит зорким оком за взрослым Непоседой, как это делается с детьми. Если даже кто-то заметит, что с тобой что-то не так, то он, скорее всего, ничего тебе не скажет, так как

— во-первых, моя хата с краю,
— а, во-вторых, взрослые делают замечания взрослым только в исключительных случаях.

Как правило, равнодушие и/или вежливость не дают нам сказать в лицо человеку о его проблемах. Тем ценнее близкие друзья — уж они-то за словом в карман не полезут.

***

Во взрослой жизни все четко и жестко: облажался, вылетай с работы, и никого не волнует, что у тебя там, СДВГ или же ты просто тупая ленивая скотина.

Никого не волнует, что тебе нужно кормить своих детей, никого не волнует, как кровоточит твоя душа из-за того, что Синдром в очередной раз испортил тебе жизнь.

Если в случае с детьми мы можем рассчитывать на проявления сочувствия, понимания, то в случае со взрослыми сочувствие, понимание атрофируются и никто не хочет слышать о том, что нам, взрослым Непоседам, так же тяжело концентрироваться, как 7-летним Непоседам, и что все проблемы Синдрома, несмотря на возраст, находятся при нас.

Завершение разговора с Отрицалой

Уважаемый Отрицала, не знаю, убедил я тебя или нет, но, надеюсь, что хотя бы заронил в твоем уме крупицу сомнения.

Не за горами тот день, когда у нас будут четкие клинические доказательства реальности СДВГ. Технологии не стоят на месте, и уже сейчас есть серьезные наработки, например, с использованием SPECT Imaging.

А пока... Пока мы, Непоседы и их родители, будем бороться за себя и наших детей.

У тебя же есть выбор

— поверить нам и научному сообществу
или
— недоверчиво усмехнуться и пройти мимо.

Решать тебе...

Часть 4. И вечный бой...

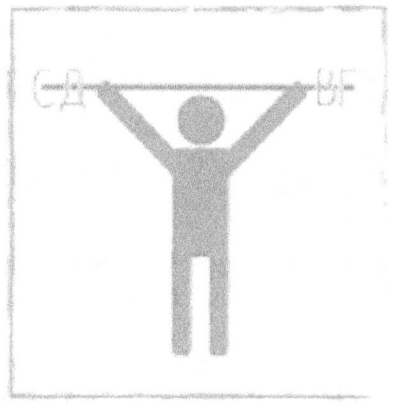

Аж две хорошие новости

У меня есть две хорошие новости.

Первая хорошая новость

Если Непоседа находит себя в плане специальности и/или среды обитания, то

— гиперфокус, интуиция, оригинальное мышление несут его по жизни к успеху, процветанию и покою на сердце, и

— прокрастинация, невнимательность, плохая память, проблемы с обучаемостью и прочие симптомы Синдрома — не ломают его жизнь.

Вторая хорошая новость

Есть множество способов существенно облегчить симптомы Синдрома вплоть до полного избавления. А так как наука не стоит на месте и осознание реальности Синдрома достигает широких масс, с каждым годом ситуация для Непосед будет только улучшаться.

Но мы не будем ждать милостей от природы, а начнем улучшать свою жизнь уже сегодня.

Я, моя среда и семь пятниц на неделе

> *Шило в..пе, как внутренний стержень, —
> это, увы, навсегда.*
> — *Игорь Близнюков, из неопубликованного*

Найди себя или потеряй все

Для Непоседы найти себя — это самое главное в жизни. Непоседа проигрывает по многим параметрам в сравнении с Ботаником. Но он проигрывает не потому, что туп, труслив или не имеет драйва к победе, а потому, что **правила современного мира были выстроены Ботаниками для Ботаников.**

Он несовместим с обычной средой, ему приходится играть на чужом поле по непонятным для него правилам.

Он — рыба, которую проворные обезьяны заставляют лазить по деревьям и которую они оценивают по обезьяньим стандартам.

Пока рыба не найдет свою речку, пруд, озеро, океан, она так и будет болтаться между небом и землей, думая, что она — хуже обезьян. Но фишка в том, что она не лучше и не хуже, она — другая.

Родители детей-Непосед обязаны помочь своим Непоседушкам попробовать как можно больше вещей. И пусть ребенок будет бросать 90% из них — это норма. Но, зато,

— во-первых, он разовьется — вспомним о пластичности мозга,
— а во-вторых, в его стриженой голове останется интерес к некоторым вещам, которые совместимы именно с ним. Не попробуешь — не понравится.

Взрослый же Непоседа, если не нашел себя, не должен останавливаться, как бы ни было тяжело искать — иначе он так и умрет в болоте несовместимости, неприятия, непонимания.

Полезные вопросы

Если бы меня попросили выделить самое главное из всего бреда, которым я гружу окружающих, то это было бы: **ЗНАЙ СЕБЯ**.

Вот вопросы, которые можно задать себе о себе (или в отношении своих детей):

1. Если бы денежный вопрос был решен, чем бы я занимался для души?

Если убрать прессинг страха, что завтра будет нечего есть и нечем платить аренду.

Если денег достаточно и будет достаточно всегда.

Если ты волен делать со своей жизнью что угодно.

Что ты будешь делать?

Лежать на диване/смотреть телек/играть в видео игры/лазать по интернету или же займешься чем-то другим?

Телек, видео игры, интернет — это, конечно, заманчиво, но это лишь временная остановка, а дальше что?

Может быть, ты купишь краски, кисточки и холст?

Может, поедешь в джунгли Амазонки в поисках нового вида гадюки?

Может, отправишься на помощь пострадавшим от наводнения?

Может, примкнешь к добровольцам из Лиза Алерт?

Возможностей — видимо-невидимо. **Раскрой свое сердце, попробуй, нащупай, иди, спотыкайся, поднимайся и снова вперед.**

2. Что я люблю делать в свободное время?

Если на Непоседу давит обычный груз из школы, работы и связанных с ними переживаний, то из-за дикого стресса хочется просто придти домой и забыться.

Но, даже в этом случае, есть вещи, которые Непоседе нравится делать, например, рыбалка.

Может быть, призвание этого Непоседы — не работа в офисе, а свой бизнес, связанный с той же рыбалкой, например, быть гидом?

Чем гид по рыбалке хуже офисного протирателя штанов?

Ничем не хуже, даже лучше, — одной машиной в московских пробках меньше :)

3. Какая деятельность заводит меня, доставляет мне радость, заставляет забыть о времени?

Непоседа испытывает интерес к множеству вещей, и среди них, наверняка, есть те, которые отзываются в сердце каким-то *странным откликом*, **тянут к себе, завораживают, включают гиперфокус, вызывают желание вернуться к ним.**

Это **ИНТУИЦИЯ** говорит с Непоседой, указывая ему дорогу или давая намеки о том, какие дороги ему могут понравиться.

Не игнорируйте эти подсказки! Ставки слишком высоки.

Интуиция — это один из главных помощников Непоседы в этом мире. У нас, Непосед, есть много недостатков, но они *с лихвой* компенсируются особыми достоинствами. Чутье, интуиция — одно из них. **Мы — охотники, мы живет чутьем и погоней.**

Интуиция — это внутреннее чувство, которое **мягко согревает вас, когда что-то делается правильно, или дает неясное чувство тревоги, если что-то идет не так.**

Интуиция — это настраиваемый инструмент. Если вы будете прислушиваться к ней, то она будет говорить с вами даже в обыденных ситуациях. Если вы будете игнорировать ее, то она будет приходить только тогда, когда ей вздумается.

4. О чем я могу долго и увлеченно говорить?

Мой друг Чад раньше работал в сигарном клубе. Дорогой табак, приятная компания, огромные кожаные кресла, — рай для философских бесед.

Однажды я уныло приплелся в клуб и начал жаловаться на судьбу. Каким-то образом разговор перешел на мои задумки о продолжении к выпущенной ранее книге.

Через несколько минут я так распалился, что выбрался из кресла и, размахивая руками, принялся рассказывать о моих идеях, об ощущениях во время работы над книгой, о письмах читателей.

Чад остановил меня и указал на радикальную перемену в моей энергии — еще несколько мгновений назад мысли о передрягах на работе были моей вселенной, и она высасывала из меня все соки, но **внезапно ее сменила новая вселенная — та, которая вступала в резонанс с самим моим естеством.** Перемена была разительна!

Это было настоящее откровение. Меня, словно рыбу, сняли с ветки, где я «конкурировал» с обезьянами, и погрузили в мою истинную стихию — воду.

***

А о чем вы (или ваш ребенок) можете говорить увлеченно, восторженно, с блеском в глазах?

Непоседские профессии

Вот примеры профессий, которые могут быть интересны Непоседе:

1. Специалист по выживанию.
2. Врач (медбрат) травмпункта или скорой помощи.
3. Журналист, блогер, писатель.
4. Независимый эксперт, например, по дизайну или PR.
5. Специалист по продажам.
6. Человек творческой профессии: художник, артист, музыкант, композитор, фотограф и др.
7. Бизнесмен.
8. Специалист по кризисным ситуациям, напр., специалист по банкротствам.
9. Каскадер.
10. Охотник, рыболов, гид по этим направлениям.
11. Путешественник.
12. Спортсмен
13. Ученый-экстремал (герпетолог, вулканолог)
14. Шеф-повар (посмотрите фильм «Шеф Адам Джонс).

Вот некоторые критерии совместимых с Непоседой профессий. Совершенно не обязательно, чтобы профессия отвечала КАЖДОМУ из этих критериев:

1. Независимость, автономность.
2. Кризис, опасность.
3. Творчество.
4. Интуиция.
5. Возможность делать несколько дел одновременно.
6. Возможность выбора задачи.

7. Возможность выбора времени начала и завершения работы.
8. Возможность сделать дело в один мощный рывок.

ИМХО, самый важный критерий совместимости Непоседы с определенной деятельностью — это **включается гиперфокус при этой деятельности или нет**.

Вечная мерзлота, кирпичные стены и тараканы в голове

Вот еще два важных момента:

— **среда обитания** Непоседы и
— его **социальная экосистема**

***

Место рождения — это случайность. **Выбор места жительства — это решение.**

Где только люди не живут:

— в джунглях, в горах, на островах, на морском берегу, в тайге, в пустыне, на яхтах, на деревьях, в пещерах, и т. д.
— в местах, где, выйдя из подъезда, встретишь сотню людей и в местах, где до ближайшего поселка несколько часов лета
— там где вечная мерзлота и вечная же борьба за выживание, и там, где вечное лето и бананы растут, как сорняки.
— в больших, малых, средних городах, деревнях, в коммунах, в полном одиночестве.

***

Все, что нас окружает, имеет определенную **энергию**, и если, например, бешеный темп города или монотонность деревенского уклада угнетает, то почему бы не сменить эту среду?

Это совсем **не просто, не легко и не быстро!** Нужно

— копать инфу
— общаться
— путешествовать
— выходить из зоны комфорта
— научится игнорировать доброжелателей с их «Где родился, там и пригодился».

Но оно того стоит и при желании вполне достижимо! Как говорил профессор Рэнди Пауш (Randy Pausch), «кирпичные стены» сделаны с умыслом — они сделаны, чтобы их смогли разрушить только те, кто действительно хочет достигнуть цели, пробиться.

Вариантов полно и кто, как не Непоседа, выйдет из зоны комфорта и учудит себе необычную, но радующую сердце жизнь?

Например:

Мои друзья купили себе землю в джунглях Коста-Рики, создали там коммуну и живут тем, что организуют ретриты с аяуаской.

Воображение рисует каких-то дремучих амигосов и чумазых детей в обносках.

СДВГ ЛАЙФ ИЛИ ЗАПИСКИ ИЗ НЕПОСЕДСКОГО ДОМА

В реальности — интеллигентные, излучающие позитив родители, и умные, развитые детишки, говорящие на нескольких языках.

***

Среда обитания связана с не менее важной вещью — **человеческой экосистемой**, т.е. с людьми, которые нас окружают.

Человек — это социальное существо и подавляющему большинству из нас, *даже интровертам,* так или иначе нужен некий контакт, общение, эмоциональный обмен с себе подобными.

Но, кто сказал, что мы должны терпеть людей, которые нас не ценят, которые источают токсичность, кто нас предает, кто знает только «Дай!», кто с нами не совместим или кто нам просто не интересен?

***

В мире есть много людей, которые станут Непоседе верными друзьями и попутчиками. Те, кто поймут, оценят, не осудят его.

Где найти таких людей? Например, там, где собираются **близкие по интересам персонажи**: если Непоседа любит рисовать, то в художественной школе, а если он фанат серфинга, то на морском берегу.

Подобное тянется к подобному и имеет тенденцию гравитировать к тому же месту. Люди с теми же тараканами в голове скорее всего встретятся там, где их тараканы будут чувствовать себя наиболее вольготно.

Итог

Дело, среда, человеческое окружение — если они твои, то и жизнь — твоя, а если они не твои, то кто владеет твоей жизнью?

Для Непоседы поиск **СВОЕГО ДЕЛА, СВОЕЙ СРЕДЫ** и **СВОИХ ЛЮДЕЙ** — это **необходимость**, так как только тогда он наконец сможет сбросить с себя цепи Синдрома.

Психостимуляторы и все, все, все

Здесь не все так однозначно...

Психостимуляторы используются для улучшения симптомов СДВГ многие десятилетия.

Некоторое время считалось, что психостимуляторы успокаивают мозг Непосед, в то время, как Ботаники начинают прыгать и скакать. В реальности это не совсем так: реакция **успокоение/ускорение** — очень индивидуальна.

Но если Непоседа найдет **подходящие лично ему** лекарство и дозировку, то контроль за признаками СДВГ выходит на принципиально другой уровень.

Если у Ботаника психостимуляторы могут просто улучшить что-то, например, умственную выносливость, то у **Непоседы может произойти качественный прорыв в учебе, работе, общении и прочих сферах**.

Вернее так — **у Непоседы все просто приходит в норму**: шило из задницы вынимается, появляется рассудительность и желание быть, как все, т.е. планировать, просчитывать, прогибаться, следовать за лидером.

Вечно колобродящий непоседский мозг вдруг начинает работать в ботаническом режиме, табуны скакунов пасутся на темной стороне подсознания, жизнь входит в колею и «уже никто никуда не идет».

Непоседушкины таланты спокойно раскрываются, так как он может работать с ними, когда захочет, а не когда включится гиперфокус.

Причем речь не идет об эйфории, состоянии транса или каких-то перегибах.

Совершенно напротив: нормальная работа внимания и контроль за импульсивностью воспринимаются, как абсолютно **естественная** вещь.

Эта естественность, кстати, и является причиной того, что иногда Непоседы просто бросают лекарства.

Дело в том, что эффект правильно подобранного лекарства выражается в **обыденных способностях, которые, казалось бы, есть у всех**. Например, возможность длительное время фокусировать внимание на скучных вещах. Пример: изучение грамматики иностранного языка.

***

К сожалению, никто не знает наверняка, почему работают психостимуляторы и какие части мозга или тельца они, возможно, втихую подтачивают.

У них есть множество официально признанных побочек, но никто не знает полного списка и никто не может предугадать индивидуальной реакции.

Риталин, Аддеролл и Декседрин являются субстанциями из Группы 2 Акта о контролируемых субстанциях (Schedule II of Controlled Substance Act (CSA)).

Вот официальный критерий по которому вещества относятся к Группе 2:

«Субстанции, лекарства и вещества из Группы 2 определяются, как **наркотики с высоким потенциалом для злоупотреблений, использование которых потенциально ведет к серьезной психологической или физической зависимости. Эти наркотики также считаются опасными**».

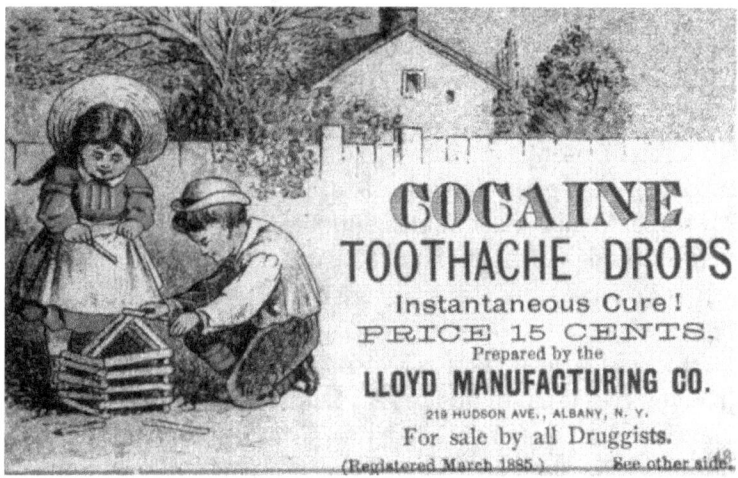

100 лет назад зубную боль в США снимали кокаином.

Психостимуляторы — это мощные наркотики, которые могут как помочь Непоседушке, так и подпортить ему жизнь:

— С одной стороны, есть много людей, которых психостимуляторы вытащили из трясины Синдрома.

— С другой стороны, для кого-то они не работают совершенно.

— С третьей стороны, даже если они эффективно борются с Синдромом, то все равно возможна серьезная побочка типа суицидальных мыслей или повышение кровяного давления.

Перечислим основные психостимуляторы, используемые при лечении СДВГ в США

Риталин (метилфенидат) / Ritalin (methylphenidate)

Стимулятор центральной нервной системы, который применяется для лечения СДВГ и нарколепсии.

Самый популярный наркотик для лечения СДВГ с долгой историей использования (с 40-х годов 20 века). Метилфенидат был синтезирован химиком Леандро Паниззоном (Leandro Panizzon) и назван так в честь его жены Риты.

Риталин применяется уже более 70 лет, и до сих пор ученые точно не знают, почему он работает для людей с СДВГ. Наиболее популярная теория: Риталин предотвращает обратный захват нейроном дофамина и норэпинефрина.

Риталин имеет массу противопоказаний, побочек и высокий потенциал для злоупотребления, возможно развитие физической зависимости.

Существуют трудности в определении эффективной дозы.

Аддеролл (амфетамин, дексамфетамин) / Adderall (amphetamine, dextroamphetamine)

Стимулятор центральной нервной системы, который применяется для лечения СДВГ и нарколепсии.

Очень популярный психостимулятор. Был открыт в 1996 году.

Предполагаемый принцип действия — он не только предотвращает обратный захват дофамина и норэпинефрина, но и заставляет нейроны производить больше нейротрансмиттеров.

Кстати,

уличное название наркотика на основе амфетамина — скорость (speed).

Как и Риталин, Аддеролл имеет массу противопоказаний, побочек и высокий потенциал для злоупотребления.

Существуют трудности в определении эффективной дозы.

Декседрин (сульфат дексамфетамина) / Dexedrine (dextroamphetamine sulfate)

Этот психостимулятор также продается под торговым названием Вивансе (Vyvanse). В свое время Декседрин получил плохую репутацию из-за того, что им злоупотребляли в качестве средства для похудания. Возможно, что мать главного героя из фильма «Реквием по мечте» подсела именно на него.

Декседрин является таким же сильным психостимулятором, как Риталин и Аддеролл.

Как и в случае с Риталином/Аддероллом, принцип действия неизвестен — мы можем только предполагать.

Одно из преимуществ Декседрина — долгий период действия.

Декседрин имеет массу противопоказаний, побочек и высокий потенциал для злоупотребления.

Существуют трудности в определении эффективной дозы.

Другие лекарства по рецепту

Риталин, Аддеролл и Декседрин/Вивансе являются самыми популярными психостимуляторами для снижения симптомов СДВГ.

Вот английские названия прочих лекарств, выписываемых Непоседам:

Provigil — психостимулятор

Intuniv — также используется в качестве средства для снижения кровяного давления

Strattera — изначально предназначалось для лечения депрессии.

Wellbutrin — антидепрессант

The Tricyclic Antidepressants (TCA) — антидепрессант.

Risperdal — транквилизатор

Вздох глубокий, руки шире

Спорт, сон и диета — это самые простые, работающие и относительно безопасные вещи, которые в короткий срок и радикально могут помочь Непоседе снизить симптомы СДВГ, а в случае изменения режима сна и диеты порой даже излечиться.

Полчаса, да с утречка

В городе Чарльстон (Южная Каролина) в школе, где была нехватка учителей и дисциплина откровенно хромала, провели эксперимент:

*Спортзал разбили на 8 отсеков: баскетбол, гимнастический обруч, резинки для прыжков и др. и ученики с 4 по 8 класс должны были заниматься **каждое утро по полчаса**.*

Школьники должны были периодически менять отсеки, чтобы иметь возможность заниматься разными видами спорта — это было необходимо для элемента новизны.

В результате на **83% снизилось количество дисциплинарных взысканий**. Врач, который рассказал эту историю, подчеркнул, что дети не просто сжигали физкультурой свою избыточную энергию, **физическая активность ВКЛЮЧАЛА их мозг**.

Подобный эксперимент был проведен в Северном Онтарио. В школе был класс с 25-ю трудными подростками, и каждый день перед занятиями их обязали делать интенсивные физические упражнения. Результат: **количество кратковременных отстранений от занятий снизилось с 95 в предыдущем семестре до 5 в семестре, в котором начались утренние физические упражнения.**

Врач Джон Дж. Рэти (John J. Ratey), который провел эти эксперименты, был настолько потрясен позитивными результатами, что поставил целью своей жизни введение в школах обязательных упражнений каждое утро до начала занятий.

Скан мозга после физической нагрузки

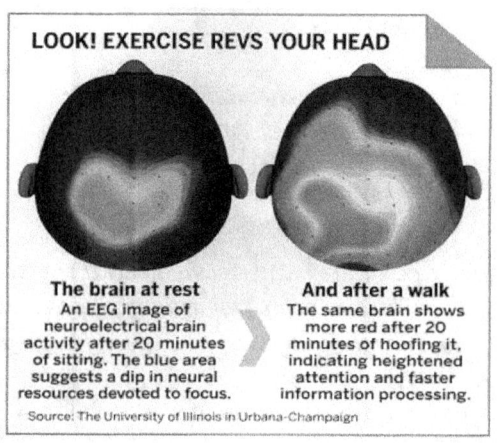

Скан мозга до и после 20-ти минутной прогулки

Голубая область на левом снимке предполагает угасание нервных ресурсов, ответственных за фокус.

Красная область на правом снимке означает повышение внимания и более быструю обработку информации.

Спорт — это одна из обязательных для Непоседы вещей.

Физическая активность:

— сжигает избыточную энергию
— **включает мозг**
— повышает настроение
— повышает самоуверенность
— улучшает здоровье всего организма.

Если Непоседе позволяет здоровье, то утренние занятия спортом — это вещь обязательная. Естественно, что полчаса занятий спортом в день — это **минимум**.

Черепушка изнутри

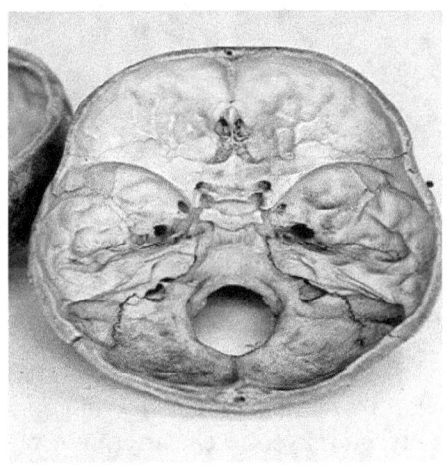

Основание черепа изнутри

Хочу остановиться на одном важном моменте: **изнутри череп совсем не гладкий и ровный, а имеет множество острых краев и перегородок.**

Мозг имеет консистенцию желе, холодца, тофу, сливочного масла — он очень легко травмируется.

Теперь представьте, что происходит с куском масла, если в него врезается нож! А ведь внутри черепа есть выступы не менее острые. Спинномозговая жидкость (ликвор), отчасти защищает мозг от механических повреждений, но только отчасти...

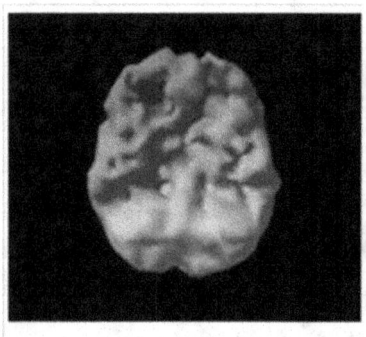

Undersurface view, concentration. Marked decrease prefrontal cortex and left temporal lobe

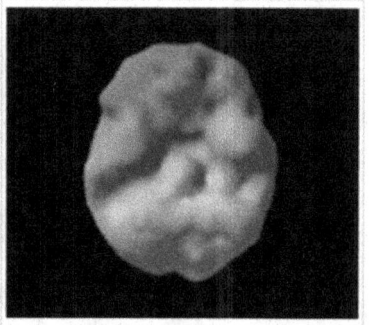

Undersurface view, w/Adderall. Overall marked improved activity

Перед тем, как дать ребенку подзатыльник или послать его кататься на велике без шлема, вспомните черепушку изнутри и кусок желе внутри этой черепушки.

Травмы мозга — не предмет для шуток

С детства нас учили заботиться о теле: чистить зубы, мыться, заниматься спортом и т. д.

Здоровые зубы, чистое тело, упругие мышцы, конечно, важны, но они не отвечают за то, будет человек счастлив или нет.

С человеческим счастьем напрямую связан только один орган — **человеческий мозг**.

Именно мозг отвечает за способности, характер и поведение человека.

Здоровый мозг, как правило, ведет к счастливой жизни

Поврежденный или плохо функционирующий мозг, как правило, ведет к длинному шлейфу из несчастий.

Как призывает доктор Амен: «**Измени свою жизнь, изменив свой мозг**».

Кстати,

Черепно-мозговая травма не обязательно сопровождается потерей сознания или какими-то явно ощутимыми физическими симптомами или болью.

Во многих случаях происходит механическое сотрясение мозга, которое проявляется лишь в незначительные физических ощущениях, но следствием такого сотрясения может быть целый шлейф из физических и психических симптомов, которые приходят порой не сразу, а с отсрочкой.

*Обычный подзатыльник, излюбленная мера некоторых родителей, вполне может причинить легкую мозговую травму **(minimal brain injury)**.*
— > Читайте на сайте sdvglife.org

Пинг-понг — лучший непоседский спорт

Самый лучший спорт для Непоседы? **Пинг-понг!** Травмировать холодец под черепушкой может только ракетка соперника, да и то, если тот попадет в лоб, а для этого еще нужно научиться хорошо играть.

Преимуществ же у сего спорта не счесть.

Например:

улучшение концентрации внимания, скорости принятия решения, координации между глазами и телом.

Кроме того, Непоседам (особенно гиперактивно-импульсивным) нужно выпускать в мирное русло их бурлящую энергию, а после интенсивной игры в пинг-понг есть хорошая усталость, когда и с ног не валишься, и еще есть силы, чтобы поспорить с кем-то, кто не прав, в Интернете. Исследование японских ученых 1997 года подтвердило, что пинг-понг улучшает работу префронтальной коры.

Кстати,

некоторые врачи используют пинг-понг, как метод диагностики СДВГ.

Метод основан на том, что в ожидании подачи Непоседы, в среднем, двигают глазами 3.83 раза (для учета движения глаз используется сенсор движения), в то время, как Ботаники — 2.34 раза, то есть Непоседе труднее сконцентрировать взгляд на шарике.

Было бы желание...

Вот что могут сделать родители:

- понять, какие физические активности нравятся их детям
- всячески поощрять любовь детей к движению
- поддерживать детей в их занятиях спортом (можно даже ходить на одну секцию)
- бегать, прыгать, веселиться вместе с детьми

Непоседушка начал что-то и бросил? Ну и что? Найдет что-то другое. Снова бросил? Но ведь *пока не бросил, он двигался, был увлечен, так?* Значит мы все равно в выигрыше!

Чем больше мы разрешим детям быть детьми — непосредственными, подвижными, эмоциональными, тем больше шансов мы дадим им для счастья сейчас и в будущем. Пусть у детей будет больше времени на детство, чем на изучение занудных школьных предметов.

Вот несколько идей о совместной с детьми физической активности:

— найдите на Ютубе видео с танцевальными уроками и учитесь танцевать всей семьей;

— закопайте в лесу клад (пару цветных стекляшек), сделайте карту с координатами (уровня: «10 шагов от старой коряги по направлению к реке»), состарьте карту и возьмите ребенка на поиск клада. Это приключение он запомнит на всю жизнь;

— ходите вместе за грибами, плескайтесь в озере или выгуливайте собаку;

— вскапывайте грядки и стройте курятник.

БЫЛО БЫ ЖЕЛАНИЕ!!!

В здоровом теле здоровый сон

*Сон — это золотая цепь,
которая связывает вместе здоровье
и тело.*

— *Томас Деккер*

Недавние исследования показали, что даже **небольшое, но хроническое недосыпание** имеет более негативный эффект, чем кратковременное или даже *долговременное полное лишение сна* (как, например, у врачей в резидентуре).

У здорового ребенка безо всяких СДВГ, дислексий и расстройств поведения начинаются:

— проблемы с учебой
— хроническая усталость
— проблема с поддержанием внимания
— несдержанность
— раздражительность
— фрустрация
— проблемы с контролем за импульсами и эмоциями.

Увы, когда у ребенка появляются эти признаки, **четко напоминающие симптомы Синдрома**, то мало кому в голову (включая врача) придет, казалось бы, очевидный вопрос: *«А что, если ребенок просто не высыпается?»*

***

Ребенок может не высыпаться по следующим причинам:

1. Не может уснуть.
2. Поздно ложится спать.
3. Имеет проблемы со сном, например, апноэ во сне (остановка дыхания во сне).
4. Кто-то или что-то не дает ему нормально спать: например, ночные бдения папы-алкаша, дебилы во дворе, дятел-сосед, свет фонаря с улицы, ветка дерева, бьющаяся в окно.

Ребенок не может уснуть

Проблема: Непоседе трудно уснуть из-за

— гиперактивности (хочется двигаться)
— остаточных эффектов действия психостимулятора (хотя некоторым Непоседам помогает уснуть... Риталин)
— сверхчувствительности к среде (постоянно начеку)
— эмоциональности (трудно успокоиться)
— роящихся потоков мыслей (трудно остановить процесс мышления и перескакивания от одной мысли к другой).

Решение

— ребенок должен быть ребенком. Он должен носиться, лазить, прыгать, кувыркаться. Но **заканчивать прыганье, лазанье или тренировку нужно за несколько часов до сна**

— делайте ребенку на ночь золотое молоко с куркумой (рецепт через несколько минут), если нет аллергии/сверхчувствительности к молоку

— комната должна быть темной, тихой, прохладной и удобной для сна

— кровать должна быть жесткой

— в дополнение к подушке или вместо нее можно использовать валик для поддержки шеи (neck roll pillow) или деревянную подставку для шеи

— ребенок должен чувствовать, что он находится в безопасности

— никакого кофеина или крепкого чая во второй половине дня

— никакого компьютера или телевизора перед сном. Можно договориться, что, например, после 8 вечера никто в доме не использует электронные устройства.

Кстати,

Свет электронных устройств подавляет выработку мелатонина — жизненно важного гормона.

Мелатонин вырабатывается шишковидной железой, которая контролирует циклы сна и пробуждения.

Дефицит мелатонина приводит к проблемам со сном, а также к раку, диабету, сердечно-сосудистым заболеваниям и ожирению (список не полный).

Кстати,

вот программа, которая автоматически меняет цвет монитора (Мак, Виндоуз, айПад/айФон) в зависимости от времени суток. По крайней мере, это хорошо для глаз, так как при работе в ночное время из монитора не льется яркий свет. Сайт: https://justgetflux.com.

Продолжаем:

— никаких компьютерных или подвижных игр перед сном

— читайте детям на ночь спокойную литературу, например, русские народные сказки. Для взрослых Непосед есть отличная вещь «Паломничество Чайльд-Гарольда» Байрона или справочник по командам ОС ЮНИКС.

— научите ребенка/научитесь сами медитации — она отрубает за несколько минут (я расскажу о самой простой технике)

— хорошая идея — наполнить вечером дом спокойной, мелодичной, слегка подгружающей музыкой. Например, ноктюрнами Шопена

— если смотрите телек сами или работаете с компьютером — надо делать так, чтобы звуки и свет от экрана не доходили до ребенка

— наедаться до отвала перед сном — это путь к долгому засыпанию, кошмарам и беспокойному сну. С другой стороны, Непоседы часто недополучают витамины в течение дня, поэтому легкая здоровая закуска перед сном, например, банан, поможет избежать дискомфорта в желудке и даст Непоседушке недостающие витамины.

— взрослый Непоседа может перед сном записать мысли, которые не дают ему успокоиться и/или которые он боится забыть. Через некоторое время мы обсудим систему организации Как Делать Дела.

Если ребенок испытывает трудности с засыпанием в комфортной безопасной среде, то необходимо обратиться к врачу.

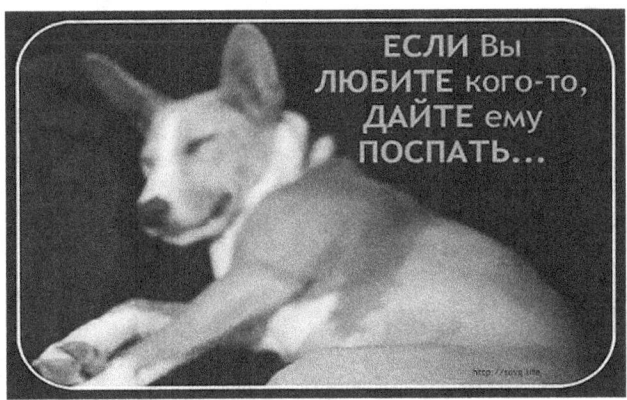

Ребенок поздно ложится спать

В отношении сна, город — самое плохое место. Родители приходят с работы в 7 или 8 вечера. Им еще нужно сделать дела по дому, потом провести время с ребенком и отдохнуть самим. Пока то да се, уже 11 часов вечера.

Если есть желание и возможность, то **одна из самых лучших перемен в стиле жизни, которую вы можете сделать, это ложиться в 9 вечера и вставать в 5 или 6 утра.**

Это удивительным образом влияет на работоспособность, настроение и в целом повышает качество жизни.

Естественно, что перевод часов будет рушить режим 2 раза в год, но он будет рушить его в любом случае, когда бы вы ни ложились.

Проблемы со сном? Время принимать меры

К сожалению, даже родители не всегда знают, получает ли ребенок качественный сон.

Идет это, в первую очередь, от неинформированности. Если ребенок храпит, то нужно не умиляться, а бить тревогу, так как храп типичен при **апноэ во сне** — остановках дыхания в состоянии сна на срок от нескольких секунд до нескольких минут.

Вот типичный паттерн храпа при апноэ во сне: похрапел, затих, снова похрапел, снова затих и т. д.

Можно сделать аудиозапись сна ребенка, и дать послушать паттерны храпа вашему педиатру или специалисту по сну.

Хотя пик апноэ во сне приходится на возраст от 2 до 5 лет, это состояние может происходить в любом возрасте и иметь негативные последствия для тех, кто им страдает.

Бывают случаи, когда апноэ во сне не сопровождается храпом

При апноэ во сне ребенок не только не высыпается, но мозг его недополучает кислород.

Типичные последствия:

— проблемы с вниманием
— ухудшение успеваемости
— оппозиционное поведение
— непоседливость, неугомонность.

***

Одной из частых причин апноэ во сне являются увеличенные *аденоиды или гланды*. В одном из экспериментов у 22 детей-Непосед с увеличенными аденоидами/гландами их удалили и через год провели повторную диагностику на предмет наличия Синдрома.

У 11 детей поведение, обучаемость, психическое состояние улучшились настолько, что можно было говорить об **излечении от СДВГ**.

***

Дети, у которых есть **апноэ во сне, сомнамбулизм, синдром усталых ног, нарколепсия, бессонница или другое нарушение сна**, могут быть диагностированы как Непоседы.

Соответственно, причины непоседского поведения устраняются при устранении проблем со сном.

Для этого есть не только лекарства, но и специальные терапии, например, **хронотерапия**.

***

Даже если симптомы Синдрома не вызваны нарушениями сна, то при устранении недосыпа, Непоседа все равно будет в большом выигрыше.

Проблемы со сном типичны для Непосед:

— Родители Непосед обычно считают, что их дети имеют беспокойный сон
— Непоседы чаще, чем Ботаники, просыпаются во сне
— Психостимуляторы могут не только мешать засыпанию, но и не давать Непоседе выспаться.

По статистике от 25 до 50% детей и подростков-Непосед имеют проблемы со сном! Это в 2—3 раза больше, чем у Ботаников.

Представьте себе, скольким деткам можно помочь, устранив их недосып!

***

Трудно сказать, сколько по времени сна необходимо, так как здесь очень много индивидуальных вариаций. Но, в среднем, ситуация такая:

— дошкольники должны спать 12 часов плюс дневной сон
— школьники начальных классов — 10 часов
— школьники средних классов и тинейджеры — 9 часов.

***

Вот вопросы, которые может задать себе родитель:

— Выглядит ли ваш ребенок сонным или раздражительным в течение дня?

— Есть ли у ребенка проблема, чтобы бодрствовать, сидя неподвижно?

— Есть ли у ребенка проблема с вниманием дома или в школе?

— Не кажется ли вам, что ребенок функционирует ниже своих способностей?

— Имеются ли у ребенка эмоциональные срывы?

Часть информации о проблемах сна была взята из статьи доктора Алана Грина (Alan Greene). Вот как он заканчивает свое повествование:

«Мы, родители, знаем, какими мы становимся сердитыми, упрямыми, капризными и „не в своей тарелке", когда недосыпаем. Если наши дети чувствуют себя так же, то **наш долг — помочь им найти решение этой проблемы**».

Ребенку не дают высыпаться внешние факторы

Против световых раздражителей: можно одеть на глаза маску для сна и/или как-то затемнить комнату, например, повесить плотные шторы.

От звуковых раздражителей можно использовать ушные затычки и/или включить в комнате **белый шум** (т.е. что-то монотонное, например, шум дождя или шум Вселенной).

Не забываем закусывать

> *«По истечении трех дней, когда его отец, наконец, вышел из дома и купил козу, Адам с жадностью набросился на молоко: он досыта напился, потом его вырвало, потом он снова принялся пить, и его снова затошнило. Отец нисколько не встревожился, потому что с ним в это время происходило то же самое.»*
> — Джон Стейнбек, На Восток от Эдема.

Биохимически полезная и совместимая с человеком еда — это:

— лекарство против существующих заболеваний
— строитель эффективного иммунитета
— средство для предотвращения новых заболеваний.

Биохимически вредная и/или несовместимая еда — это:

— средство для ухудшения существующих заболеваний
— разрушитель иммунитета
— средство для приглашения в гости новых заболеваний.

Непоседушкины симптомы **могут быть** существенно облегчены, если будет найдена полезная и совместимая с Непоседой еда. В некоторых случаях может быть полное излечение.

Непоседушкины симптомы **будут** существенно ухудшены, если он питается вредной и/или несовместимой с ним едой.

***

Знания о здоровом и правильном питании должны преподаваться в школе. Но поскольку это практичные вещи, а таким вещам в школе не учат, мы сами должны научиться разбираться в предмете.

Здоровое питание подразумевает готовку дома и/или же поедание цельной органической пищи.

Здоровое питание стоит дешевле, чем нездоровое питание, так как

— нездоровое питание (включая вкусняшки типа колбасок и тортиков) — это, как правило, уже приготовленная еда, а, следовательно, нужно платить за чей-то труд, и кто знает, что эти трудяги туда положили и в каких условиях они нашу еду готовили

— последствия нездорового питания — это ухудшение здоровья вплоть до такой степени, что уже и никакие деньги не помогут.

Заграница (в частности, Голландия) нам поможет

В 2011 году в Голландии было проведен эксперимент, который дал надежду на исцеление многим Непоседушкам.

Эксперимент заключался в том, что 50 детей, которых врачи считали Непоседами, посадили на диету (еще 50 были контрольной группой).

Начали с тщательно разработанной диеты и постепенно убирали некоторые виды еды, если симптомы Синдрома у данного конкретного ребенка не улучшались. Наиболее спартанским вариантом была следующая диета:

— рис
— индейка
— груши
— салат-латук
— вода.

Через пять недель после начала эксперимента **64% Непосед (32 из 50) полностью избавились от симптомов Синдрома.**

В интервью NPR (National Public Radio) на вопрос о реакции учителей и врачей на результаты эксперимента, руководитель эксперимента доктор **Лиди Пелссер (Dr. Lidy Pelsser)** сказала:

«Они (учителя и врачи — Р.С.) были огорошены! После диеты — это были нормальные дети, с нормальным поведением. Они больше не были легко отвлекаемы. Они больше не были забывчивы. У них перестали происходить истерические припадки (temper tantrums — Р.С.). Некоторые учителя сказали, что они не могли предположить, что подход сработает — **для них было странно, что диета может настолько глубоко изменить поведение ребенка**, как они это увидели. Это было похоже на чудо.»

Далее: «Теперь мы знаем, что у тех 64% детей СДВГ было вызвано едой. **Сверх чувствительностью к еде**».

Далее: «**У нас есть хорошие новости: еда — это основная причина СДВГ**. У нас есть плохие новости — нам нужно учить врачей, как наблюдать за этой процедурой, так как эта процедура не может быть проведена врачом, который не был этому обучен».

К сожалению, не все так просто...

После прочтения об успехе доктора Пелссер есть дикое искушение перейти на рис, индейку, груши, салат-латук и воду. Но не будем бросаться из огня да в полымя. Здесь нужен подход с умом, и мы об этом поговорим через минуту.

Вот несколько важных вещей:
Во-первых, эксперименты с диетой проводятся с малым числом участников (десятки).

Во-вторых, эти эксперименты дают разные результаты, например, в некоторых случаях речь идет об улучшении Симптомов, в других — об излечении, а **бывает и ухудшение**.

Пример:

В эксперименте доктора Шмидта (1997 год, Германия) только 24% детей получили улучшение (но не излечение) симптомов, а состояние 4% ухудшилось (2 ребенка). В эксперименте участвовало 49 детей от 6 до 12 лет, которые были госпитализированы из-за серьезных симптомов СДВГ и/или кондуктивного расстройства (агрессивность/антисоциальное поведение).

Во-третьих, провести с диетой методологически чистый эксперимент не так-то просто.

В-четвертых, в отношении некоторые вещей разные эксперименты дают противоположные результаты.

Например, удаление из диеты еды с красителями и пищевыми добавками работает в одних случаях (Feingold diet) и совершенно не работает в других случаях (см. Levy and colleagues (1978) и Mattes and Gittelman (1981)).

Куда податься бедному студенту?

Вот лучший подход:

1. **Наблюдайте за Непоседой** и попытайтесь понять, какая еда вызывает у него негативную реакцию и/или ухудшение симптомов Синдрома (мы поговорим об обычных подозреваемых через минуту).

2. Найдите опытного диетолога, который в теме СДВГ, **элиминационной диеты и починки дырявого кишечника** (об этом через минуту).

3. Начните работать с этим диетологом.

4. Помните, что есть много тестов, которые смогут вам помочь в диагностике.

Вот примеры этих тестов:

— **Тест на непереносимость еды и химических соединений** (Food and Chemical intolerance test)

— **Тест на нейротрансмиттеры и кортизол** (Neurotransmitter and cortisol test)

— **Тест на питательные микроэлементы** (Micronutrient test)

— **Тест стула** (Stool test)

Два подхода к элиминационной диете

Лиди Пелссер со товарищи использовали так называемую **элиминационную диету** (eliminate — уничтожать, исключать). Существуют два подхода к этой диете:

Подход 1. Убираем из рациона по одному продукту/виду еды, который известен, **как аллерген**, или вызывающий **сверхчувствительность**, например, молоко, и наблюдаем пару-тройку недель, будет ли улучшение в поведении, самочувствии, концентрации, уровне энергии, прочих психических/физических аспектах.

Подход 2. Убираем из рациона все продукты, которые известны, как аллергены, или вызывающие сверхчувствительность, и по одному добавляем их обратно с интервалом в пару-тройку недель. Этот метод сложнее переносить, и он может вызвать ухудшение состояния, но зато и положительные результаты могут не заставить себя ждать.

Чемпионы мозготравли

Ниже я перечислю основные продукты и ингредиенты, к которым у Непосед часто выражена сверхчувствительность и, соответственно, изъятие которых из диеты может принести положительные результаты.

Чипсики-конфетки вредны для малолетки

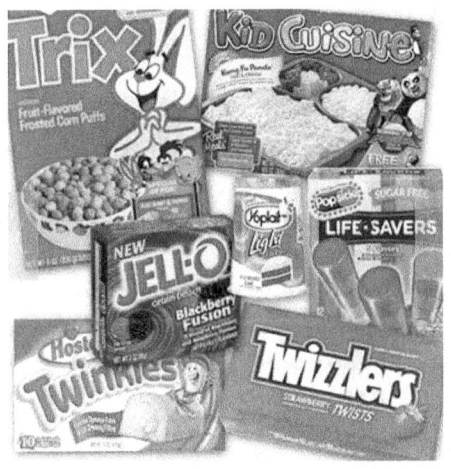

Чем меньше «еды» из таких цветных коробочек мы будем употреблять, тем будем здоровее

Но сначала я хотел бы назвать четырех подозреваемых, у которых есть устойчивая негативная репутация в плане мозготравли:

Первое место: **искусственные красители и другие пищевые добавки**

Второе место: **белый хлеб и другие продукты, содержащие глютен**

Третье место: **молоко**

Четвертое место: **сахар**

Большинство **магазинных** чипсиков, колбасок, сухих супчиков, кукурузных хлопьев, шоколадок-конфеток-тортиков, джемов, мороженого, солений, сладкой газировки, и т. д. и т. п. **содержит в себе целую палитру химической отравы в виде искусственных красителей и прочих «улучшителей» пищи.**

Посмотрите на список ингредиентов обычной шоколадки. Шоколадка должна состоять из порошка бобов какао и сахара, а не из 30 ингредиентов, произнося которые сломаешь себе язык.

Выход: не покупать промышленно изготовленную пищу, а готовить еду дома из цельных и, по возможности, органических ингредиентов.

Где такие ингредиенты взять? Например, вырастить самому или договориться с фермерским хозяйством о доставке. Но даже само по себе исключение промышленной химоты из рациона может дать хорошие результаты.

Примеры красителей

— Тартразин (желтый пиразолоновый краситель; англ., Tartrazine или Yellow #5)

— Эритрозин (краситель красного цвета; англ., Erythrosine или Red #3)

Примеры усилителей вкуса/аромата

— Бензойная кислота (Benzoic Acid)

— Глютамат натрия (MSG)

Примеры консервантов

— Бензонат натрия (Sodium benzoate)

— Сорбат калия (Potassium sorbate)

Кстати,

синтетические пищевые красители можно найти и в других вещах, например, в зубной пасте.

Зубную пасту можно делать самому или покупать ее у производителей, которые не используют **фтор** *и искусственные красители.*

Не хлебом един жив человек

Вот список вещей, которые часто вызывают у Непосед **сверхчувствительность (СЧ)**, т.е. ухудшают симптомы СДВГ:

— Продукты, содержащие **глютен (клейковину)**: белый хлеб, паста, другие продукты, изготовленные из пшеницы и подобных культур
— Молочные, а, иногда и кисломолочные продукты, например, йогурт
— Соя
— Кукуруза
— Арахис
— Яйца
— Орехи
— Цитрусовые
— Шоколад
— Помидоры
— Дрожжи
— Бобовые
— Овсянка.

***

В отношении кисломолочных продуктов ситуация неясна:

— С одной стороны, они рекомендованы при **диете GAPS** и лечении **протекающего кишечника** (об этом через минуту).

— С другой стороны, некоторые врачи рекомендуют Непоседам избегать йогурт.

Мой бизнес, «Доктор Закваскин», занимается именно заквасками и пробиотиками, и, конечно, йогурт, который делаешь дома из молока и закваски, даже рядом не стоит с магазинным и по вкусу, и по питательным свойствам.

Кроме того, для своего ребенка не будешь подкрашивать йогурт разной химией или класть в него по 6 чайных ложек сахара.

Но, поскольку, я нашел несколько упоминаний о СЧ для йогурта, то считаю, что **на всякий случай нужно быть осторожным с любыми молочными/кисломолочными продуктами.**

Здесь, я думаю, может помочь тестирование на непереносимость еды и/или исключение молока либо кисломолочного продукта из рациона и наблюдение за реакцией организма.

«Это не молоко»

Разговаривать о еде трудно, так как мы оторваны от земли и не видим разницу между натуральным органическим продуктом и его «улучшенной» магазинной версией.

Возьмем молоко. Может ли сравниться прокипяченный обезжиренный напиток, который мы покупаем в магазине, с живым парным молоком из-под коровы?

Или мед. Для магазинного продукта пчел кормят сахарным сиропом. Может ли такой «мед» сравниться с целебным эликсиром, который пчелы приносят с цветочных полей?

Скот и птицу кормят антибиотиками и гормонами, которые потом попадают в наши организмы и рушат наше здоровье. Может ли мясо коровы, которая пасется на поле, пьет чистую воду и живет без стресса, сравниться с мясом коровы, которая живет в промышленном стойле, ест корм с гормонами роста и ГМО зерна, и не видит белого света?

Даже вода — самый базовый и необходимый элемент жизни, подается нам в стерилизованном и обработанном хлоркой виде, да еще со фтором, который вызывает целый ряд болячек, начиная от артрита и заканчивая мужским бесплодием и, возможно, даже СДВГ.

**

Если 100 лет назад молоко было молоком, мед — медом, говядина — говядиной, а вода — водой, то сегодня нужно четко понимать, откуда происходит ваша пища, кто и как ее выращивает, добывает, обрабатывает.

Я думаю, что одним из важнейших моментов для родителей детей-Непосед, будет именно понимание того, что продукт под одним и тем же названием, например, молоко, может варьироваться от мутной водички с лактозой и казеином до цельного здорового продукта.

Диета может существенно облегчить страдания Непоседушки и правильный выбор продуктов играет здесь одну из важнейших ролей.

Сахар — легальный кокаин

> «Сахарные калории — самые опасные, так как они превращаются в печени в жир, вызывая сопротивляемость организма инсулину и повышая риск диабета, сердечно-сосудистых заболеваний и болезней печени»
> — доктор Роберт Лустиг (Dr Robert Lustig)

Опасность **кокаина** заключается в том, что он строит между нейронами прочные дофаминовые цепочки, и, следовательно, обычные дофаминовые цепочки, например, от простых человеческих радостей: любви, дружбы, рыбалки — ослабевают и меньше «котируются» мозгом. Формируется зависимость и часть помыслов/мотивации направлена на ожидание новой дозы.

Сахар действует так же. Но он более опасен, чем кокаин, поскольку:

— сахар дешев и доступен 24х7
— еда с сахаром — конфетки, печенюшки, тортики, молоко, алкоголь, сладкая газировка — это обычные вещи на обеденном столе.
— вызываемая зависимость сильнее, чем от кокаина
— сахар вызывает **более СОТНИ проблем со здоровьем**: здесь *и рак, и диабет, и ожирение, и значительное ухудшение работы мозга, и подавление иммунной системы, и нарушение минерального баланса, и старческое слабоумие, и сердечно-сосудистые заболевания.*

Пока ученые спорят о влиянии сахара на мозг Непосед, родители Непосед и Ботаников на своем опыте знают, к каким последствиям может привести, например, добрая порция мороженого или стакан-другой Кока-Колы. Конечно, у каждого ребенка может быть разная реакция (возраст, биохимия, количество сахара, вид сахара), но мы, родители, можем часто наблюдать следующие последствия дольче виты:

— отвлекаемость
— туман в голове
— капризность
— трудность в удержании внимания
— импульсивность
— гиперактивность
— усталость
— проблемы со сном
— беспокойство.

Родители отмечают существенное улучшение

— поведения
— усидчивости
— прилежания

у своих детей после того, как был начат контроль за тем

— сколько сахара и
— какой сахар

эти детки употребляют.

Как переломить ситуацию?

Например, можно сделать две вещи:

1. Существенно ограничить (в идеале — исключить начисто) потребление сладкой газировки, фруктового сока из магазина и покупных сладостей (тортики, конфетки, пирожные, мороженое).

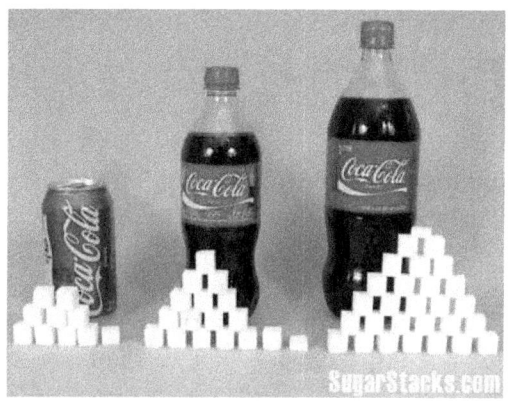

Кстати:

в баночку Кока-колы кладут 39 граммов сахара или 10 чайных ложек.

В зависимости от страны, в сладкую газировку **и фруктовые соки** *могут добавлять как рафинированный сахар, так и химию под названием высокофруктозный кукурузный сироп (high fructose corn syrup), который в несколько раз слаще обычного сахара и иначе усваивается организмом.*

2. Приучить ребенка к свежим фруктам, готовить смузи (вода + фруктик и в миксер), по максимуму готовить дома, использовать в готовке мед или органический сахар, варить компоты. Речь не идет о каких-то диких запретах, а о том, чтобы родитель

— был информирован об опасностях неконтролируемого поедания сладостей и
— знал, что именно есть/пьет его ребенок.

Может быть, ваш ребенок — это не-Непоседа, а Ботаник, который просто «сидит» на сахаре, как алкоголик на водке.

***

Проникнувшись темой сахара можно попасться на удочку Sugar Free (Без Сахара).

Эти продукты еще более опасны, чем продукты с сахаром, так как при их производстве используют, в частности, **аспартам (aspartame)** — искусственный подсластитель, который вызывает эпилептические припадки, рак, расстройства настроения, мигрени... порядка 90 нарушений здоровья.

Согласно отчетам, полученным FDA (Food and Drug Administration — Управление по санитарному надзору за качеством пищевых продуктов и медикаментов), **аспартам вызывает 75% всех негативных эффектов, приходящихся на пищевые добавки.**

Аспартам содержится, например, в диетической коле. С такой «диетой» и до кладбища недалеко...

Кстати:

научитесь читать оборот коробочек/баночек/пакетиков — там, где указан список ингредиентов и энергетическая ценность.

Иногда производители хитрят и указывают ценность одной порции, но контейнер содержит две или больше порций.

Так, например, если в пачке печенюшек — 3 порции, то, чтобы узнать, сколько сахара всего в пакете, умножаем количество граммов сахара на 3.

***

Вот под какими названиями и в каких видах производители могут добавлять сахар (список не полный):

— глюкоза/декстроза (glucose)
— сахароза (sucrose)
— фруктоза/фруктовый сахар (fructose)
— лактоза/молочный сахар (lactose)
— мальтоза/солодовый сахар (maltose)
— высокофруктозный кукурузный сироп (high fructose corn syrup — HFCS)
— кукурузный сироп (maize syrup — другое название для HFCS)
— крахмальная патока (glucose syrup — другое название для HFCS)
— сироп из тапиоки (tapioca syrup — другое название для HFCS)
— кристаллическая фруктоза (crystalline fructose — другое название для HFCS)
— изоглюкоза (isoglucose — другое название для HFCS)

***

Непоседа склонен к развитию зависимости и **первая зависимость, которую многие Непоседы развивают, это зависимость от сахара.**

Мозг, познавший неестественно резкий всплеск дофамина, будет искать этот кайф и в будущем. И найдет его в виде табака, алкоголя и прочих наркотиков.

Непоседская еда

До этого момента мы, в основном, говорили о пище, которую нужно исключить из рациона Непоседушки.

Ниже приведен список продуктов, которые рекомендуются для Непосед. В этом списке есть и продукты, которые могут вызвать сверхчувствительность. Здесь нет никакого противоречия — **каждый случай уникален и один и тот же продукт может действовать на двух Непоседушек совершенно по-разному.** Поэтому, наблюдение за Непоседой и тестирование имеют огромное значение.

Итак:

— Пища с высоким содержанием протеина: мясо (без антибиотиков и гормонов), бобы, яйца, сыр, орехи.

— Сложные углеводы: овощи, зеленушки и некоторые виды фруктов, например, яблоки, мандарины и киви. **Естественно, что ВСЕ продукты желательно покупать органическими и без ГМО.**

— Жирные кислоты Омега-3 — **дикий** лосось, грецкие орехи, оливковое масло; **особенно: рыбий жир (полученный холодным прессом) или жир из Атлантического криля (krill oil)** — это можно купить в капсулах и ребенок не будет давиться от специфического вкуса.

— Антиоксиданты — например, клюква, черника, куркума. Вот рецепт мощнейшего антиоксиданта: золотой пасты с куркумой — > Читайте на сайте sdvglife.org

— Минералы — например, магний и цинк, если в организме имеется их недостаток. Вот рецепт вкуснейшего и полезнейшего супа Фо — > Читайте на сайте sdvglife.org

Общее правило для непоседской диеты — если диета хороша для мозга, она хороша для Непоседы.

Но опять же нужно помнить о возможной индивидуальной непереносимости даже продуктов, которые считаются для мозга полезными.

***

Интервалы между приемами пищи (включая перекусы) у Непосед *не должны превышать 3-х часов*. Это поможет поддержать в крови приемлемый уровень сахара, что снизит раздражительность и поможет в поддержании фокуса.

Каждый прием пищи должен включать протеины и сложные углеводы. Например, бутерброд из *цельнозернового* хлеба с ломтиком индейки и листиком салата.

Починишь кишки, починишь мозг (второй тоже)

Здоровый кишечник пропускает полезные витамины и минералы на клеточном уровне и не пропускает ничего между клетками, так как они жестко связаны друг с другом:

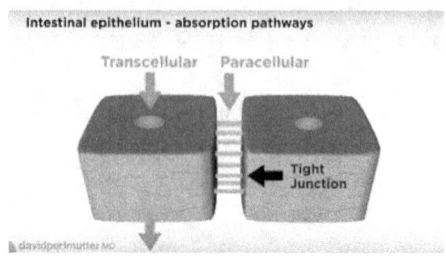

Из-за ряда факторов межклеточная смычка может ослабиться.

Примеры факторов:

— стресс
— токсины (в том числе, антибиотики и противовоспалительные средства, напр. Адвил)
— инфекции (напр., кандида)
— наркотики (напр., алкоголь)
— продукты, содержащие клейковину (например, белый пшеничный хлеб)
— продукты от животных, которым давали антибиотики и гормоны.
— паразиты
— дисбаланс между хорошими и плохими кишечными бактериями
— хронические запоры и пр.

Если же смычка ослаблена, то токсины, микробы, молекулы непереваренной пищи и прочие создания, которые должны были оставаться в кишечнике, просачиваются сквозь прорехи между клетками и попадают в кровь.

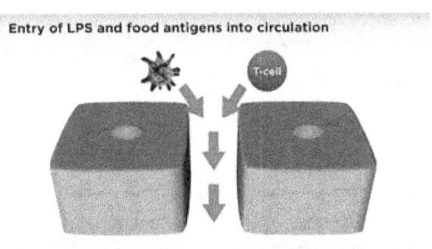

В результате,

— иммунная система
— лимфатическая система и
— печень

воспринимают поток этих гостей, как наступление вражеской армии, и включают защитные механизмы, которые приводят к воспалительным процессам по всему организму и выражаются в целом букете заболеваний: астма, аллергия на пищу, экзема, мигрень, грибок, артрит и, примерно, еще десятка три не самых приятных вещей.

Кстати:

особую роль в продырявливании кишечника играют антибиотики, так как они не только убивают полезную флору кишечника, но и помогают росту кандиды и других грибков, которые разрушают внутреннюю оболочку кишечника.

***

Некоторые виды пищи способны вызывать активную воспалительную реакцию **каждый раз**, когда эта пища попадает в дырявую тонкую кишку.

Воспалительная реакции ведет к **пищевой аллергии**.

Еда, которая часто вызывает аллергию:

— молоко
— яйца
— продукты, содержащие **клейковину** (пшеница, овсянка, рожь)
— кукуруза
— бобовые (особенно, соя)
— орехи (особенно, **арахис**).

***

Вы спросите при чем тут СДВГ?

Дело в том, что **воспалительные процессы ослабляют весь организм** и, следовательно, ухудшают симптомы Синдрома.

С другой стороны, из-за дырявого кишечника, многие важные для непоседского организма минералы (например, магний, железо и цинк) толком не усваиваются.

С третьей стороны, известно, что не до конца переваренные частицы пищи после утечки из кишечника в кровь, вызывают у некоторых людей гиперактивность.

Но это еще не все!

***

Выражение «Чую нутром» или на английском «I have a gut feeling», имеет под собой совершенно конкретную материальную основу.

Желудочно-кишечный тракт, достигающий 9 метров в длину, имеет на всем своем протяжении **энтерическую нервную систему**, которая состоит из 100 миллионов нейронов. Роль энтерической нервной системы настолько важна, что один из экспертов окрестил ее «вторым мозгом».

Вот интересные факты о нашем втором мозге:

— он использует около 30 нейротрансмиттеров, в том числе, ацетилхолин, дофамин и серотонин

— он использует около **50% дофамина** и **90% серотонина**, имеющихся в теле

— имеется предположение, что утечка серотонина из второго мозга имеет отношение к причинам аутизма

— нейроны второго мозга «общаются» с кишечными бактериями.

Точные механизмы работы второго мозга, его функции и разграничение обязанностей с головным мозгом еще до конца не ясны, но уже сейчас известно, что многих заболеваний можно избежать, если второй мозг будет здоров.

***

Когда мы лечим дырявые кишки, мы лечим оба мозга:

— головной мозг, на который негативно влияют воспалительные процессы, и

— второй мозг, который отвечает не только за пищеварение, но и за процессы, возможно, связанные с другими наиважнейшими вещами: **настроением, энергией, концентрацией.**

Результаты лечения могут быть поразительны.

Лечение второго мозга

Лечение нужно производить под руководством врача и сдав анализы, чтобы понять суть проблемы.

Есть ряд диет, например, GAPS (Gut and Psychology Syndrome — Синдром Кишечника и Психологии) и его предтеча SCD (Specific Carbohydrate Diet — Особая Углеводная Диета), которые уже опробованы и работают для очень многих (**но не для всех!**).

Вот примерный протокол. *Я привожу его для чисто познавательных целей и нижеследующие шаги не являются неким руководством к действию.*

Работайте с врачом.

— > Читайте на сайте sdvglife.org

Аминокислоты и другие добрые таблеточки

> *— А вас как зовут?*
> *— Зовите меня просто: Элвис Пресли, поэт-песенник.*
>
> *— из фильма ДМБ*

К счастью, Непоседам помогают не только Риталины/Аддероллы и прочая фармажесть, но и ряд веществ, которые можно купить в магазине без рецепта и побочка от которых несоизмеримо ниже или же вообще отсутствует.

Я просто делюсь своим личным опытом, и если кто-то захочет попробовать эти вещества на себе или своем ребенке, то **ответственность — ваша**. Изучите вопрос сами!

Еще раз — **я ничего никому не рекомендую**. Мой опыт — это мой опыт, у каждого свое тело, свой мозг, своя ситуация.

***

Как ни странно, но вроде бы одна и та же аминокислота, и в той же дозе, но произведенная разными лабораториями оказывает разный эффект.

Я также слышал, что Непоседы на психостимуляторах предпочитают отдельных производителей, так как для них, например, Риталин, именно от этих производителей действует лучше.

За годы экспериментов над собой я остановился на трех лабораториях:

NOW Foods, Source Naturals и **Лаборатория А. В. Скального**

L-Tyrosine. Волшебная аминокислота

Тирозин — это заменимая аминокислота, которая используется клетками для синтеза **белка**. Тирозин также принимает участие в синтезе (является предшественником) **дофамина**, который потом может конвертироваться в **норэпинефрин** (норадреналин) и **эпинефрин** (адреналин).

— > Читайте на сайте sdvglife.org

N-Acetyl L-Tyrosine

Одной из версий L-Tyrosine является N-Acetyl L-Tyrosine. Это форма тирозина, которая усваивается быстрее, чем L-Tyrosine.

— > Читайте на сайте sdvglife.org

Alpha GPC

Alpha GPC — это естественное соединения холина (Б-4), содержащееся в мозге.

«В организме из холина синтезируется важнейший нейромедиатор-передатчик нервного импульса — **ацетилхолин**. Холин является важным веществом для нервной системы и улучшает память.» — Википедия

— > Читайте на сайте sdvglife.org

Витамин D

Это витамин, который мы получаем с солнечным светом. Он не только отвечает за строительство костей, регулирование уровня кальция и усиление иммунитета, но и за **здоровье мозга, настроение, память** и вес. Низкие уровни витамина D связаны с депрессией, аутизмом и психозом.

— > Читайте на сайте sdvglife.org

Магний

Магний — это один из наиважнейших элементов, который мы должны получать с едой и водой. К сожалению, почва часто истощена, а промышленные методы очистки воды убирают из нее не только вредные, но и необходимые вещества. Кроме того, магний вымывается из организма алкоголем.

— > Читайте на сайте sdvglife.org

Глицин

Это еще один продукт, который работает и который в Центре А. В. Скального, ИМХО, делают лучше, чем на Западе.

— > Читайте на сайте sdvglife.org

5-HTP

Вот еще одно эффективное средство, которое можно купить без рецепта, но **которое в некоторых случаях имеет серьезные побочки.**

— > Читайте на сайте sdvglife.org

Прочие добавки

Незаменимые жирные кислоты (EPA, DHA, GLA). Клинические испытания показали положительное влияние жирных кислот на обучаемость и поведение. Рассмотрите масло **бурачника обыкновенного (Borage Oil), рыбий жир и жир Атлантического криля.**

Цинк. У некоторых Непосед был обнаружен пониженный уровень цинка. Нормализация уровня дала понижение симптомов импульсивности и гиперактивности.

Железо может применяться **только после консультации врача и сданных анализов.** Из-за переизбытка железа были смертельные случаи. У некоторых Непосед был обнаружен низкий уровень железа и включение железа в рацион улучшило симптомы СДВГ.

Витамины B, включая инозит (B-8). Недостаток витамина B может привести к потере умственного фокуса и концентрации, резким переменам настроения и ухудшению работы мозга в целом.

Гинко Билоба (Ginkgo Biloba). Экстракт, полученный из этого растения, используется для улучшения памяти (например, при болезни Альцгеймера), при проблемах с концентрацией и настроением и в ряде других случаев.

Розмарин все больше привлекает медиков из-за своих свойств по улучшению памяти. Даже простое вдыхание его запаха может улучшить память на 75%! В Гамлете есть слова: *«Вот розмарин, для памяти; прошу тебя, люби, помни».*

Мой утренний коктейль

Я не знаю, как бы я жил без **L-Tyrosine**. Он мой верный спутник уже много лет. Для меня, как впрочем и для многих других, он работает так — *улучшает поддерживаемость внимания, дает приток умственной энергии, снижает стресс, уменьшает социальное беспокойство.*

Главный недостаток L-Tyrosine — это короткий период действия, всего полчаса-час.

Я долго экспериментировал на себе с разными добавками и нашел способ, чтобы увеличить для себя интенсивность и время действия L-Tyrosine, примерно до **2 — 2.5 часов.**

Вот моя комбинация:

- **N-Acetyl L-Tyrosine** от Source Naturals (300 миллиграмм) — **1 таблетка.**
- **Alpha GPC** от NOW Foods (о ней через минуту — 300 миллиграмм) — **1 капсула.**
- **Vitamin D-3, 5,000 IU** от NOW Foods — **1 таблетка.**

Эта адская смесь принимается непосредственно перед работой и аккомпанируется чашкой черного кофе для дополнительного стимула.

Кстати,

эффективность этой комбинации имеет вполне логическое обоснование:

N-Acetyl L-Tyrosine влияет на внимание и умственную энергию.

Витамин B-6 влияет на настроение, память и внимание.

Фолиевая кислота (B-9) влияет на память и обучаемость.

Alpha GPC влияет на память и обучаемость.

Витамин D-3 влияет на исполнительные функции мозга и обучаемость.

Кофеин стимулирует мозг, повышает реакцию и скорость мышления.

Занималки или, по-заморски, «фиджеты»

Иногда мы делаем какое-то **основное дело**, например, говорим по телефону, и **при этом**:

— рисуем что-то на бумаге
— вертим в руках какой-то предмет, напр., зажигалку
— ходим по квартире

Как ни парадоксально, но эти действия помогают нам сфокусировать внимание и, как правило, совершаются они автоматически.

Итак, **фиджеты** (англ., fidget) — это действия или предметы, которые

1. **Включают сенсорные ощущения (напр., тактильные)**
2. **Производятся/используются во время основного дела.**
3. **Улучшают внимание/фокус/усидчивость в отношении основного дела**

***

Очень часто Непоседа выходит на подходящий для него фиджет чисто интуитивно.

Например,
*я понял, что лучше воспринимаю информацию на ходу и, когда есть необходимость в разговоре/обсуждении/деловом совещании, я предлагаю собеседнику **подышать свежим воз-***

духом и прогуляться, а если погода не позволяет, то *можем пройтись по коридорам офисного здания*.

*Другими словами, **моим фиджетом является ходьба**.*

Почему мой мозг лучше воспринимает информацию во время ходьбы, а не во время сидения, я не знаю, но если обычное «сидячее» совещание для меня — пытка, то подобные прогулки — это **приятный и продуктивный способ делать свою работу**.

Еще пример:

когда я составлял справочник по курсам валют, то моим фиджетом стали два музыкальных диска, которые я прослушал сотни раз.

На фоне именно этой музыки («Рондо» и сборник американской музыки), мне почему-то очень хорошо работалось.

Кстати,

подобная реакция на музыку в качестве фиджета была описана и в статье в журнале Additude.

Один американский школьник-Непоседушка вдруг стал гораздо лучше учиться. Его мама не могла понять, в чем дело. Единственное отличие заключалось в том, что ее сын стал ходить в школу **в толстовке с капюшоном**. Но в чем связь между улучшением успеваемости и этим предметом одежды?

Недолгое расследование выявило, что капюшон нужен был ее сыну, чтобы скрывать наушники — во время уроков он слушал музыку.

Прослушивание музыки через наушники стало фиджетом, который сделал отличника из троечника.

Нелогично? Да! Но логика — это лишь один из инструментов познания. Другим инструментом является ***эксперимент****, а в данном случае он был успешен.*

***

Родители ребенка-Непоседушки должны понять, что Непоседушка использует фиджеты не из желания кого-то позлить или разболтанности, а потому, что **мозг их чада отчаянно ищет избавление от перегрева или скуки**.

Соответственно, нижеследующие реплики только вредят, так как связывают у ребенка фиджет с чувством вины:

— **«Сиди смирно»** (фиджетом является ерзанье/раскачивание на стуле, дерганье ногой)

— **«Смотри на меня, когда я с тобой разговариваю»** (фиджетом является, например, наблюдение за стрелкой настенных часов)

— **«Не делай две вещи одновременно»** (в случае, когда ребенок, например, делает домашнюю работу при включенной музыке).

Кстати,

Вот хорошая идея для фиджета, когда ребенок любит раскачиваться на стуле. Этот метод применяется в американских школах.

Все до простого гениально: **между передними ножками стула натягивается резинка.**

В итоге, ребенок перестает раскачиваться и ломать стул, но при этом получает похожий фиджет — он растягивает ногами резинку вперед-назад.

Итак:

1. **Фиджеты действительно помогают.** Об этом говорят и врачи, и сами Непоседы.
2. Фиджеты можно и НУЖНО использовать **осознанно**. При этом их эффективность только возрастает.

***

Первый шаг — начать поиск своих фиджетов. Я думаю, что многие Непоседы знают или догадываются о том, что работает для них, но, в любом случае, вот примеры и идеи:

1. Прогулка, хождение по комнате

Примеры:

— прогулка и разговор
— прослушивание аудио-книги, бродя по комнате взад-вперед

Например,

когда один из моих детей хочет обсудить что-то со мной, мы заходим в гостиную и во время разговора шатаемся каждый в своем направлении, как броуновские частицы.

2. Черкание/Рисование/Написание

Например:

слушаешь учителя/говоришь по телефону и выводишь на бумаге картинки, линии, фигуры, символы, слова и т. д.

3. Занятия для рук

Примеры:

— вертеть в руках карандаш
— сгибать-разгибать скрепку
— растягивать между пальцами резинку для волос
— перебирать четки
— сжимать в ладони мячик или мешочек
— скручивать резиновую игрушку
— лепить что-то из пластилина и т. д. и т. п.

4. Занятия для ног

Например:

шевелить пальцами ног и, когда допустимо, дергать ногой/стопой. Многие Непоседы любят работать стоя, переминаясь с ноги на ногу.

Кстати...

Некоторое время было модно сидеть на больших надувных мячах и, хотя как фиджет такой мяч — прекрасное решение, подобная эргономика плохо влияет на позвоночник.

В одной софтверной компании мы купили по мячу каждому сотруднику, но через месяц из 30 человек только несколько продолжали на них сидеть — все остальные переместились на стулья при первых болях в спине.

5. Звуки

Нужно найти свою музыку/звуковой ряд и способ восприятия: наушники, колонки, живой звук.

Например,

это может быть любимый рок альбом, запись шума морских волн, радио, пение птиц в саду. Причем, как обычно, каждому свое: один может работать только при фортепианной классике, второму необходим хард рок, третьему в качестве фона нужно радио, четвертому — звуки новостного телеканала.

Кстати...

Надо приучить ребенка не только искать свои фиджеты и использовать их, но и помочь ему понять, что даже если фиджет работает для него, он может быть неприемлем в данной ситуации.

Например, щелканье ручной во время урока может помочь Непоседе сфокусироваться, но при этом оно разноситься по классу и отвлекает всех остальных.

6. Жевание жвачки

Жвачка может работать в качестве фиджета, но она исключена из моего инструментария, так как, с одной стороны, жевание не всегда социально допустимо, с другой — 19% всех случаев, когда ребенок подавился едой, приходятся на жвачку.

7. Визуальные фиджеты

Примеры:

— тени деревьев на занавеске
— портрет А. С. Пушкина
— узоры на обоях
— набор фломастеров или цветных карандашей

8. Запахи

Например, можно создать обонятельный фиджет, добавив капельку эфирного масла — essential oil (например, розмарин, лаванда, ладан) в воду и нагрев ее свечой, или можно просто жечь палочки для благовоний.

Кстати,

Ароматерапия — это один из нетрадиционных методов лечения СДВГ. Загуглите «aromatherapy adhd».

***

Несколько мыслей напоследок:

1. Поиск своих виджетов — это творческий путь. Поговорите о них с ребенком и помогите ему найти фиджеты, которые будут **эффективны, безопасны и социально приемлемы.**

2. Помогите ребенку понять, что фиджетами можно и нужно пользоваться **осознанно**, что **фиджеты — это инструменты для улучшения работы мозга.**

3. В следующий раз, когда ребенок вас «не слушает», оцените ситуацию — возможно он на самом деле вас слушает, но при этом использует фиджет, например, разглядывает текстуру паркета.

4. Один и тот же фиджет может не только помогать, но и мешать концентрации внимания. Например, если фиджетом является радио, то при увеличении звука Непоседа может переключить внимание на голос ведущего.

5. Фиджетами часто являются небольшие детские игрушки: мячики, резиночки, фигурки, скрепки, карандаши, пластилин... **Пусть у ребенка будет пакет таких игрушек**, он может брать некоторые из них в школу, обговорите с учителем допустимость таких фиджетов в классной комнате.

6. Если у ребенка есть любимый фиджет, то возможно стоит купить/сделать/найти еще один такой фиджет, чтобы в случае потери немедленно нашлась замена.

7. Если некий фиджет работает в определенной ситуации, то это не означает что он будет работать всегда и везде. **Нужно слушать себя, искать, экспериментировать — и это путь любого человека, который думает о своем развитии.**

Помощь Непоседушке в школе

— Не умеешь — не берись.
— А как же я научусь, если не возьмусь?
— из разговора

Непоседушка есть практически в каждом классе. Учитель может сделать непоседскую жизнь адом или же может дать ребенку шанс на получение знаний и наращивание уверенности в себе. Один из американских экспертов по СДВГ, доктор **Эдвард Халловелл (Edward Hallowell)**, который сам, кстати, является Непоседой, уверен, что он обязан успехом своей школьной учительнице, которая не знала про существование СДВГ, но доброе сердце которой подсказало, что к Непоседушке нужен особый подход.

Непоседские трудности в школе

— Сиди смирно.

— Тихо слушай учителя.

— Будь внимателен.

— Следуй инструкциям.

— Быть усидчив и собран.

Это все необходимо для школы. И это именно те вещи, в которых Непоседа плох из-за своего СДВГ.

Вот список неприятных черт Непоседы, с которыми приходится иметь дело его учителям:

— Непоседа может что-то выпалить не вовремя или же встать с места в неположенное время

— Непоседе трудно следовать инструкциям

— Непоседа часто забывает записать домашнее задание, сделать его или принести его в школу

— Непоседский почерк: как курица лапой.

— Непоседа часто испытывает трудности с многошаговыми операциями, например, когда нужно решить длинное уравнение

— Непоседам тяжело даются долгие проекты, когда никто напрямую не контролирует процесс работы

— Непоседы не являются командными игроками, из-за чего они, скорее всего, не будут вносить ценный вклад в работу команды и даже могут отбрасывать коллектив назад.

Родитель, Непоседа, школа...

Если Непоседушка испытывает проблемы с успеваемостью и поведением, то его родитель обязан поговорить с учителями ребенка о конкретных вещах, которые могут помочь.

Не надо стесняться! Право на дошкольное и общее образование гарантировано Конституцией, а учитель —

это человек, чьей **обязанностью** является содействие маленьким гражданам (включая Непосед) в реализации этого конституционное права.

Конечно, придется столкнуться и с Отрицалами, но с каждым годом осознанность в отношении Синдрома растет, так что ситуация улучшается.

Как учитель может помочь Непоседушке

Нижеследующие рекомендации будут особенно полезны для родителей, которые перевели своих детей на домашнее обучение, так как при домашнем обучении родитель-учитель имеет гораздо больше гибкости во всех аспектах процесса обучения, чем учитель средней школы.

Это, в первую очередь, связано с тем, что **домашнее обучение — это обучение с учетом уникальных особенностей конкретного ребенка**, в то время, как **школьное обучение — это уравниловка и по форме, и по содержанию.**

Кроме того, даже заботливому и знающему учителю нужно ориентироваться на уникальные потребности десятков детей.

Итак,

— В классе должен висеть постер с правила поведения. **Правила должны быть максимально ясными и четкими.**

— Ясными и четкими также должны быть инструкции по выполнению заданий в классе и для домашней работы.

— Разбивайте сложные инструкции на малые части.

— **Посадите Непоседу подальше от окон и дверей** — так вы снизите количество отвлекающих факторов.

— Посадите Непоседу на переднюю парту перед собой (т.е., перед учителем). Это может улучшить его поведение/успеваемость (а может, и наоборот, ухудшить ситуацию... причем для всего класса).

— Проверяйте, записал ли Непоседа домашнее задание и правильно ли он его записал.

— Тестируйте Непоседу так, как он лучше функционирует. Например, кто-то любит личное общение с учителем, а кто-то самостоятельную работу, как на контрольной.

— Вывешивайте план урока и домашнее задание на одном и том же месте каждый день. Если эта информация есть в печатной форме, то дайте копию Непоседушке.

— Планируйте предметы с теоретическим загрузом и/или сложными заданиями на **начало дня**.

— Давайте своим ученикам (всем) возможность размяться. Сработают даже пара перерывов по 2—3 минуты.

— На этих перерывах дети должны подвигаться, потянуться, поприседать и т. д. Есть комплексы упражнений на несколько минут.

— Хорошая идея для всей школы — это полчаса физических упражнений и 10 минут медитации перед началом занятий.

— Непоседе больше подходят классы с малым числом учеников, где ему труднее делать шкоды или отвлекаться.

— В классе должен быть специальный сигнал о начале самостоятельной работы. Например, два хлопка в ладони и слово «Начинаем».

— Поощряйте использование в классе специальных непоседских таймеров.

— В классе должен быть также **специальный сигнал**, если ученик мешает другим или перестал заниматься делом. Например, учитель приклеивает ученику на парту самоклеящийся желтый квадратик Post-It.

— Научите Непоседу использовать закладку, чтобы следить за словами во время чтения.

— Разбивайте долгосрочные проекты на сегменты и четко определяйте критерии окончания для каждого сегмента.

— **Принимайте работу, сделанную после срока сдачи**, и отмечайте даже частично сделанную работу при условии старания со стороны ребенка.

— **Главный критерий — старание.** Если ребенок старается, он должен быть поощрен. Попробуйте один метод от **Карей Прайор** — огорошьте ученика (например, Непоседушку) несоизмеримо большей наградой, чем он ожидает. Например, поставьте пятерку за неправильное, но оригинальное решение.

— **Позитивное подкрепление** и вера в ребенка работают лучше, чем **негативное подкрепление** и сомнения в нем.

Вот примеры поощрений:

1. Отметить желательное поведение невербально (кивок, улыбка) или вербально (похвала).
2. Поставить хорошую оценку
3. Написать благодарность родителям.

— **Спокойным и деловым голосом** объясните ребенку негативные последствия, которые наступят, если он будет плохо вести себя. Не пугайте, скажите все, как есть: например, что его могут перевести в школу для трудных подростков.

— Наказывайте твердым уверенным голосом, словно вы даете распоряжение по бизнесу. Без негатива, без душеспасительных лекций и без долгих занудных объяснений.

— Дайте Непоседе ответственную работу, чтобы показать **доверие к нему**: поливать цветы, кормить животных в живом уголке, относить книги в библиотеку и т. д.

— Язвительность и учитель — это вещи несовместимые. Всем, а особенно Непоседам, нужен учитель, который дает крылья, а не обрезает их. **Одно желчное замечание может отбить интерес к учебе, а Непоседам и так не хватает мотивации.**

— Используйте **наглядные вещи**: графики, картинки, яркие подчеркивания.

— Делайте так, чтобы уроки были более интерактивны, чтобы ученики активно участвовали в процессе. **Поощряйте дискуссию. Задавайте провокационные вопросы.**

— Почаще обобщайте сказанное, чтобы было проще понимать и делать заметки.

— Приготовьте для ученика толстую папку с разделителями для разных предметов. На каждый предмет должен быть свой цвет ярлычков.

— Хорошая идея вложить в эту папку прозрачный карман для заданий и записок родителям.

— Проследите, чтобы у ученика было время записать домашнее задание, и помогите ему поддерживать порядок в папке.

Терапия

Я сказал, что это просто «чернильные пятна», и говорил так до тех пор, пока она просто из себя не начала выходить, и тогда мне пришлось что-то придумывать.
— *Уинстон Грум. Форрест Гамп*

Поведенческая терапия

Эта терапия дает Непоседам очень неплохие результаты.

Ее смысл заключается в

— подкреплении **желаемого поведения**
— четких лимитах и последствиях, чтобы снизить **нежелательное поведение**.

Например,

допустим, Непоседушка должен поднять руку, когда он что-то хочет сказать. Даже если он случайно выпалит комментарий, подняв при этом руку, он все равно сделал шажок в правильном направлении, и должен быть поощрен.

Идея заключается в том, что **вознагражденная борьба по направлению к цели, в конце концов, приводит к достижению этой цели.**

Вот три базовых принципа от Американской Педиатрической Академии для любого подхода к поведенческой терапии:

1. **Ставьте четкие ясные цели.** Например, скажите ребенку, что надо сфокусироваться на домашнем задании ровно на 15 минут. Используйте непоседский таймер! (загуглите — «timer adhd»)

2. **Обеспечьте награду и последствия.** Дайте ребенку четко оговоренную награду (**позитивное подкрепление**), когда он показывает желательное поведение.

Дайте ребенку четко оговоренное последствие — **негативное подкрепление** (нежелательную вещь или наказание), если ребенок показывает нежелательное поведение.

3. **Продолжайте использование наград и последствий.** Если правильно использовать силу позитивного и негативного подкреплений, то со временем ваш труд сформирует поведение ребенка в нужном русле.

***

Составьте список проблем конкретного Непоседы и придите с ними к психологу, который специализируется на поведенческой терапии.

Лучше всего, если психолог знаком с теми вызовами и проблемами, с которыми сталкивается Непоседа, а также имеет опыт работы с нашим неспокойным братом.

Например,

Непоседа может в один день показывать шикарный, а в другой день убогий результат в отношении одной и той же вещи. Поэтому успех/неуспех терапии для Непоседы не может оцениваться по одному-двум эпизодам, а только по серии одинаковых результатов.

Еще раз о позитивном и негативном подкреплении

Концепция о позитивном и негативном подкреплениях кажется на удивление простой, но она работает на практике!

Для родителей эта концепция — клад, который еще и дает широкий простор для творческого подхода.

Например, для позитивного подкрепления можно использовать систему баллов.

— > Читайте на сайте sdvglife.org

Тренировка социальных навыков

У Непосед часто бывают проблемы в общении. Причиной тому могут быть:

— низкая самооценка
— **проблема в понимании социальных сигналов**
— выбивание из коллектива

— тот факт, что Непоседа не учится даже на собственных ошибках.

Ситуацию усугубляет и случающееся негативное отношение к нему коллектива: **отторжение, травля, изоляция.**

Непоседа хронически не умеет строить и поддерживать социальные связи. Из-за своего импульсивного, непредсказуемого и зачастую мерзкого поведения из нас получаются не самые надежные друзья, работники и партнеры.

Естественно, речь идет и о взрослых Непоседах.

Социальная терапия обычно проходит в виде группового занятия, когда тренер показывает примеры желательного поведения и ученики раз за разом повторяют то, что они увидели.

Тренер дает свои комментарии и, если нужно, корректирует действия своих подопечных.

Следующим шагом будет перенос знаний, полученных во время терапии, в реальную жизнь.

Если Непоседушка испытывает социальное отторжение, то такая терапия может реально помочь ему существенно улучшить этот наиважнейший аспект жизни.

Кстати,

хорошая новость заключается в том, что многие психологи и тренеры работают по Скайпу и поэтому можно найти спеца на любую проблему и кошелек.

Тренировка эмоционального интеллекта

Эмоциональный интеллект — это способность **узнавать и различать** свои эмоции и эмоции окружающих, а также использовать эту информацию для принятия решений.

Если мы не умеем **читать себя** и даем чувству, например, гневу, захлестнуть себя целиком, то добра от такой ситуации не жди.

С другой стороны, если мы не умеем читать чувства других, то наше общение сводится лишь к кучке людей, которые терпят нас из-за любви или других причин.

Как правило, **эмоциональный интеллект дается от рождения** и развивается совместно с человеком.

У Непосед этот навык порой атрофирован начисто.

Причем речь не идет о том, что атрофировано сочувствие, любовь, жалость или способность к самопожертвованию. Речь именно о том, что у некоторых из нас, включая Ботаников, есть трудности в идентификации и понимании эмоций/чувств как своих так и чужих.

Прочие виды терапий

Нейронная обратная связь (neurofeedback) — это терапия с целью усиления бета и ослабления тета волн мозга. Очень неоднозначная тема.

Терапия по менеджменту стресса и релаксации нужна для того, чтобы вечно напряженный Непоседа научился отдыхать и воспринимать вещи проще.

Тренинг для Непоседушкиных родителей нацелен на изучение методов улучшения детских симптомов Синдрома и понимание родителя, что испытывает его ребенок.

Вопрос видео игр

*Никто не может знать своей судьбы,
Она играет с нами в прятки,
А старый Стауф играл всю жизнь
С судьбою без оглядки!*

— из игры 7-й гость

Сразу поясню, что речь идет об играх на любых компьютерных платформах: компьютер, смартфон, Xbox, Playstation и т. д.

В чем фишка

Видео игры привлекают большинство детей, особенно мальчишек, но для Непосед видео игры — это тема особого разговора.

Представьте себе, что вы живете в мире постоянной отвлекаемости, низкой умственной энергии, ваша самооценка давно загнана под плинтус, вы отстаете в школе и, возможно, испытываете социальное отторжение.

И вдруг появляется нечто, что

— помогает сфокусироваться
— дает стимул для мозговой активности
— позволяет достигнуть чего-то и тут же получить за это награду
— **позволяет облажаться и не быть осмеянным**
— позволяет быть в чем-то впереди других.

При этом сам процесс включает яркую графику и звук.

В итоге, происходит **полное погружение в гиперфокус:**

— Адреналин заставляет сердце биться 1000 раз в минуту, а дофамин от переизбытка хлещет из ушей.

— Вы — то великий воин, то гениальный стратег, то грабите банки, то гоняете на Феррари по Лос-Анджелесу, то шляетесь по полям и лесам в поисках клада.

Видеоигра — это безопасная и увлекательная виртуальная реальность, заменяющая Непоседе опасную и скучную живую реальность.

В чем проблема

Естественно, что если у Непоседы есть возможность играть в видео игру, когда он хочет, то он предпочтет это занятие всем другим делам.

Если родитель потеряет над ситуацией контроль, то ребенок вполне может развить зависимость сродни наркомании:

— все мысли сосредоточены на том, чтобы дорваться до предмета вожделения (видео игры)
— чтобы получить желаемое, **ребенок может врать или воровать деньги**
— резкий всплеск дофамина при игре завершается резким упадком дофамина после игры — в результате

получается **недостаток мозговых резервов** для учебы или чтения, налицо опустошенность и прострация.

Видео игры не вызывают СДВГ, но существенно ухудшают его симптомы.

Родительский вопрос

Что характерно, некоторые родители даже приветствуют это увлечение, так как когда Непоседушки играют, они никого не достают. Я оставлю эту ситуацию без комментария.

***

Вот что ответил (в интервью New York Times) Стив Джобс (Steve Jobs), когда его спросили: «Ваши дети, должно быть, любят айпад?»

«Они не пользуются им. **Мы ограничиваем технологии, которыми наши дети пользуются дома**»

***

Вот что сказал (в интервью журналу Time) Крис Андерсон (Chris Anderson), президент компании 3d Robotics и отец пятерых детей:

«Мои дети обвиняют меня и мою жену, что мы ведем себя, как фашисты, и слишком беспокоимся о технологиях, и они говорят, что ни у кого из их друзей нет таких же правил... Это потому, что мы видели своими глазами опасности технологий. Я видел все сам, я не хочу, чтобы это случилось с моими детьми».

Выход

Я думаю, что все зависит от ситуации. Если ребенок маленький, то не нужно давать ему смартфонов или айпадов. Есть полно развивающих игр без участия компьютера.

Если же ребенок уже прочувствовал вкус, то нужно сделать так, чтобы видео игра была не чем-то обыденным и доступным, а

— Во-первых, являлась наградой
— Во-вторых, была дозированной вещью.

С другой стороны...

Будем помнить, что компьютер сам по себе штука наиполезнейшая.

Я думаю, что ребенку лет с семи можно позволять работать с компьютером каждый день, но

— с четко определенными целями: поиск информации по учебе и творчеству, программирование, онлайн образование и
— четко определенное время, например, для начала 10 минут в день.

Лайфхаки

*На Млечный Путь
Сворачивай ездок,
Других по округу
Дорог нет.*
— Анатолий Мариенгоф, Застольная беседа

У Непоседушек есть традиционная проблема с планированием и организацией учебы/работы, менеджментом времени, запоминанием.

К счастью, есть несколько несложных, но высокоэффективных техник, которые могут **существенно** помочь.

Ниже я расскажу об основных положениях этих «учений» и очень рекомендую Непоседам (или их родителям) уделить этим техникам особое внимание.

Как Делать Дела (Getting Things Done)

Getting things done — как делать дела (КДД), — это система, предложенная американцем Дэвидом Аленом, для чтобы улучшить фокус, снизить уровень стресса, увеличить продуктивность.

Когда вы научитесь пользоваться КДД, вы удивитесь, насколько она проста и логична, а также удивитесь, как вы жили без нее.

— > Читайте на сайте sdvglife.org

Чеклисты

Используем Evernote:

Список дел на неделю

- ☑ поменять моторное масло
- ☐ купить мясо для шашлыка
- ☐ позвонить в службу поддержки мобильного оператора
- ☑ почистить линзы у фото объективов
- ☐ запустить на компьютере антивирус
- ☐ зашить рубашку
- ☐ позвонить другу и договориться о рыбалке
- ☐ рассказать ребёнку о Солнечной системе

Сделал дело, поставил галочку, гуляй смело

Другой пример чеклиста: список продуктов для покупки в магазине.

Сброс информации в EVERNOTE

Увидели на интернете полезную инфу: рецепт, график, видео — сохраните информацию в Evernote — текст, ссылки, картинки и т. д.

— > Читайте на сайте sdvglife.org

Календарь

Электронный календарь — это элементарная в использовании, в то же время супер эффективная вещь, так как отпадает необходимость не только запоминать вещи, но и запоминать, когда их нужно сделать.

— > Читайте на сайте sdvglife.org

Делегирование

Пекарь печет хлеб, сантехник чинит краны, таксист развозит людей. Разделение труда — это нормальная, правильная, эффективная организация общества. Пекарь, конечно может починить кран или подвезти друга до дома, но он почему-то выбрал свою профессию — печь хлеб, как основное занятие.

— > Читайте на сайте sdvglife.org

Время разбрасывать камни

Большая задача, например, ремонт дома, пугает и Ботаника. Что уж говорить о Непоседе. Его мозг просто перегревается, когда он думает о множестве вещей: съездить купить, с кем-то договориться, а, может, в другом магазине дешевле и т. д.?

— > Читайте на сайте sdvglife.org

Патруль времени

Время — субстанция, непонятная Непоседе. Непоседа существует на своей волне, и рутинные события — это для него трудно воспринимаемые вещи.

К сожалению, занятия в школе начинаются в определенное время, самолеты улетают согласно расписанию, а дни рождения происходят в конкретный день.

— > Читайте на сайте sdvglife.org

Мнемоника во дворце с секретаршей

Память Непоседы — это дырявое решето. Но, что есть, то есть, и с этим как-то надо жить.

В дополнение к КДД, чеклистам, сбросу инфы в Evernote, календарю и делегированию, необходима и прямая тренировка памяти. Вот два простых, но высококоэффективных метода:

1. Мнемоника
2. Дворец памяти

— > Читайте на сайте sdvglife.org

Медитация

«Большую часть времени наш ум затерян в фантазиях и иллюзиях, переживая заново приятные и неприятные моменты из прошлого и ожидая будущее с вожделением или страхом. Запутавшись в этих сетях из желаний и отторжений, мы не осознаем, что происходит именно сейчас и что мы делаем в данный момент.»

— *С. Н. Гоенка*

Для многих — медитация это какая-то непонятная вещь, возможно, несовместимая с православием и являющаяся атрибутом чудиков, носящих в 40 градусные морозы свои яркие одежды и напевающих «Харе Кришна, Харе Рама».

В реальности, медитация по своей сути и техникам не вступает в конфликт ни с одной из религиозных конфессий.

Медитация — это бесплатная, надежная, работающая и наиполезнейшая вещь. **Особенно для Непосед.**

На Западе ученые, занимающиеся мозгом, стали проявлять к медитации живой интерес, так как она дает положительные результаты без всяких побочек.

Пять минут в день

Вот простая и работающая техника: Сядьте поудобнее, можно лечь, (**не нужно** никаких поз из йоги, скрещенных ног и т.д.), закройте глаза и следите за дыханием.

Например,

ловите ощущения внутри носа (движение воздуха, холодок), когда проходит воздух. Когда вдыхаете, скажите про себя: «Вдох», когда выдыхаете, скажите про себя «Выдох».

Не форсируйте дыхание, пусть оно будет естественным.

Когда внимание уплывает на другие мысли или посторонние ощущения (звуки, зачесалась рука, и т. д.), просто спокойно и без эмоций переключите внимание обратно на дыхание.

То, что внимание уплывает — это естественная вещь при медитации. Не корите себя за это: вернули фокус обратно и продолжаем: «Вдох», «Выход».

Вот и вся наука! Медитируйте по 5 минут в день и вскоре почувствуете перемену — улучшается настроение, приходит спокойствие, повышается внимательность.

Кстати,

если медитируете вечером перед сном, то не нужны никакие барашки, прыгающие через ограду, медитация вырубает за пару минут.

Часть 5. Мысли вдогонку

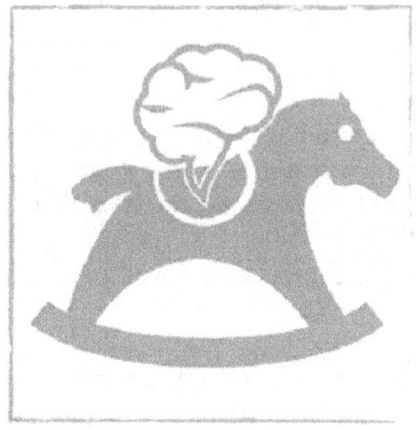

Зачем нужна такая школа?

*Слава Богу, что меня никогда не посылали в школу.
Она бы соскребла часть моей оригинальности.*

— Беатрис Поттер

*Я никогда не позволял школе
стоять на пути моего образования.*

— Марк Твен

«И сотворили школу так, как повелел им дьявол. Ребенок любит природу, поэтому его замкнули в четырех стенах. Он не может сидеть без движения — его принудили к неподвижности. Он любит работать руками, а его стали обучать теориям и идеям. Он любит говорить — ему приказали молчать. Он стремится понять — ему велели учить наизусть. Он хотел бы сам искать знания — ему их дают в готовом виде. И тогда дети научились тому, чему никогда бы не научились в других условиях. Они научились лгать и притворяться».

— Адольф Ферьер

*(это написано в **1920**!!!)*

Цыпленок и арбуз

Обычная средняя школа — это поточная система, основная задача которой — утрамбовать в молодые мозги тонны информации, которая формирует не образование, а его иллюзию.

Именно поэтому наставление мастера «**Забудь обо всем, чему тебя учили**» — это не байка, а реальность жизни.

На выходе средняя школа производит полчища 18-летних инфантильных цыплят, которые сразу после выпускного могут устроиться только на две работы: в бордель или же на погрузку/разгрузку на овощебазу.

В бордель или на овощебазу можно устроиться, не ходя в школу ни дня. **Тогда чему в школе учат целых 11 лет и зачем нам такая школа?**

10 лет от звонка до звонка

Школа тяготила и напрягала меня. Моя непоседская сущность была совершенно несовместима с этой странной средой, где дисциплина, зубрежка и тесты были важнее человеческого достоинства, творчества и оригинальности.

...

В нашей школе было несколько удивительных учителей.

Тогда, в советское время, они не знали о СДВГ, дислексии и других когнитивных и поведенческих нарушениях, но их талант педагога и любовь к нам делали чудеса.

К сожалению, они так же, как и мы, были заложниками системы.

Вот что меня в этой системе не устраивало:

Во-первых, я должен был сидеть прикованным к парте от звонка и до звонка.

Что характерно, даже в тюремной камере можно встать с нар, походить, размяться.

Любая попытка встать из-за парты, походить, размяться во время урока пресекалась на месте. Дисциплина превыше всего!

Кто вообще придумал, что дети должны быть прикованы к парте по несколько часов в день? Это же реальная физическая пытка!

Особо тяжело приходится ученикам начальных классов. Они должны резвиться на свежем воздухе, визжать, скакать, дышать полной грудью, а вместо этого их загоняют в душные классы, усаживают в ряды, как скот в стойло, и возводят написание курсивом в высшую ценность.

Миллионы детей подвергаются пытке каждый день, а мы думаем *«Ничего, ведь я тоже через это прошел. Пройдут и другие»*, т.е. превращаемся в соучастников издевательств над беззащитными доверяющими нам существами.

Если учитель ударит ребенка, то папаша тут же прибежит разбираться с супостатом. Когда же учитель пытает ребенка годами, не позволяя ему двигаться, то никто и бровью не поведет.

Так и живем...

Во-вторых, предметы преподавались занудно и с упором на теорию.

Школа должна открыть ребенку жажду познания, зажечь искру интереса к учебе, дать толчок к самостоятельной работе.

У нас же даже нужные, полезные предметы, например, английский язык, преподавались кургузо, занудно, непрактично.

Не было наглядности, интерактивности, вовлеченности учеников в процесс обучения.

Многие учителя апеллировали к страху и чувству вины, вместо того, чтобы мотивировать и вдохновлять нас.

В-третьих, делался упор не на творческий потенциал или логику, а на запоминание и следование инструкциям.

Академический успех в школе достигался повторением того, что сказал учитель/автор учебника, а не созданием чего-то нового или какими-то оригинальными выводами из пройденного.

Для большинства из нас обучение в школе было погоней за оценкой, а не за знаниями.

Система выставления оценок порочна по своей сути, ибо она смещает фокус с жажды познания на жажду позитивного мнения учителя, которое и выражается в оценке.

Очень много прогрессивных школ за рубежом уже отказались от этой практики, и ничего, выпускают очень даже умненьких детишек.

В-четвертых, для всех учеников была одна и та же программа.

У каждого ребенка, пока по нему не прошлись катком средней школы, есть свои уникальные и ждущие раскрытия таланты.

Школа же является инструментом, чтобы нас усмирить и уравнять.

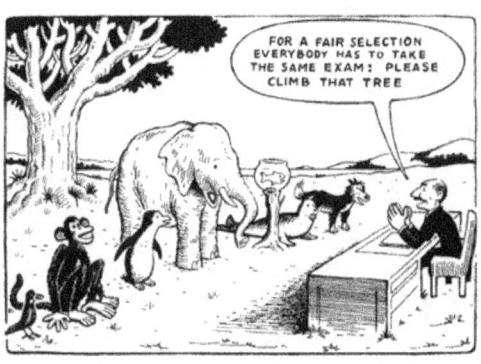

«Для честного отбора каждый должен пройти одинаковый экзамен: пожалуйста, залезьте на дерево»

Усмирение производится путем дисциплины (сидение за партой), а **уравнивание** — путем навязывания одинаковых и в своей массе бесполезных знаний.

В итоге:

— вместо развития уникальных способностей происходит причесывание всех под одну гребенку.

— разгильдяи, типа меня, своим медленным прогрессом и мерзким поведением тормозят по-настоящему перспективных ребят.

— человек идет по жизни, не осознавая свой потенциал, из-за чего проигрывает и он, и общество.

В-пятых, проблема психологического и физического насилия между учениками была пущена на самотек.

В Рунете можно найти полно видеоклипов с мобильников российской школоты, на которых булли (bully — агрессивный школьник) издеваются над своими одноклассниками послабее.

Булли-девочки измываются над ближним даже с большей изощренностью и жестокостью, чем парни. Удары ногой по лицу — на каждом втором видео.

Физическое насилие, психологический прессинг, унижение человеческого достоинства — это обычная вещь в советской и российской школе. Интересно, почему в школах не бьют в колокола и не объявляют политику Нулевой Терпимости к булли?

Я думаю, логика здесь следующая. Школа — это отражение общества, а в нашей психологии укоренилось, что издевательства над личностью (дома, на улице, в школе, в армии, на зоне) — это своего рода инструмент для воспитания этой самой личности.

Ну нельзя позволить человеку жить в радости! Нужно преподать ему науку, пропустить его через огонь, воду и медные трубы, довести его до суицида. Выдержал — МУЖИК! Не выдержал — слабак, Москва слезам не верит.

Именно поэтому жалоба учителю о насилии воспринимается, как стукачество. Покрывать подонка, рушащего своими издевательствами личность другого, считается благородным делом — получил, значит, слабак, терпи.

Самое страшное, что люди считают такую ущербную философию — нормой жизни. Норма жизни переходит в норму в школе. Все логично.

В-шестых, учитель мог безнаказанно унизить человеческое достоинство ученика.

Я и мои одноклассники выслушали немало нелицеприятных слов о себе, сказанных публично, а также пророчеств о нашем печальном будущем.

Что характерно, чем мрачнее были пророчества, тем большего достигли те, кому эти пророчества были адресованы.

А как некоторые учителя орали? Это же какая буря эмоций и не на холсте!

С таким голосом, страстью и блеском в глазах нужно объезжать диких мустангов, а не воспитывать будущих Платонов и быстрых разумом Невтонов.

Ради интереса я загуглил имя нашей сумасшедшей физички. Чтобы вы думали: я нашел пост от 2007 года, где говорилось, что жива-здорова и, как и раньше, оскорбляет и бьет учеников! В Штатах, она сначала бы отсидела за рукоприкладство, а затем была бы навечно отлучена от преподавания, но, как известно, у России свой путь — нам все норм.

В-седьмых, согласно школьной программе на нас сливались дикие объемы информации. Некоторые предметы были по-настоящему сложны для понимания и было неясно, зачем большинству из нас эти знания нужны.

Ради интереса составьте список вещей, которыми вы пользуетесь каждый день. Вот мой список:

1. Профессиональные знания.
2. Общение.
3. Навыки пользование компьютером.
4. Логика, риторика и критическое мышление.
5. Память, запоминание.
6. Вождение автомобиля и элементарный уход за ним.
7. Забота о физическом и психическом здоровье.
8. Семья: отношение с супругой, воспитание детей и забота о них.

По большому счету, школа (я закончил школу с углубленным изучением математики) дала мне лишь две практические вещи: правописание и математику. Все остальное, что мне нужно для жизни, включая профессиональные знания, я выучил сам (курсы, книги, общение, практика). Я не понимаю, на что я потратил 10 лет своей жизни, ведь за **этот срок можно получить несколько специальностей и научиться стольким жизненным навыкам!**

***

Мое глубокое убеждение: **главные вещи, которые определяют нашу жизнь, должны преподаваться в школе.**

Возьмем, например, воспитание детей.

У нас есть дикое количество семей с проблемами (алкоголизм, наркомания, психические расстройства, просто несчастливые люди) и, **когда дети из таких семей вырастут, то они будут воспитывать своих детей так же, как воспитывали их.**

И не по злому умыслу! **А просто из-за того, что они не знают, КАК МОЖНО ПО-ДРУГОМУ!**

Так почему бы не научить школьников воспитанию детей и заботе о них, чтобы хотя бы дать шанс их будущим детям быть счастливее?

***

Самое печальное: человек никогда не научится множеству полезных вещей, если не научить его этому в школе.

Кого-нибудь в школе научили делать искусственное дыхание или прием Геймлиха? Может быть кого-то научили формальной логике и диаграммам Венна? Или психологии семейных отношений? Или вождению автомобиля? Или приемам запоминания? Или искусству риторики?

Зато, например, биология преподается с 5 по 11 класс. Разбудите меня среди ночи, я вам тут же скажу разницу между анемофилией и гидрофилией (виды опыления).

Скажите мне, каким образом знания о пестиках-тычинках и рыбных пузырях важнее практических навыков о том, как обработать рану или спасти подавившегося ребенка?

***

И, интересно, какая практическая польза от прыганья через козла? Вы видели, чтобы люди записывались в спортивные клубы, чтобы прыгать через козла?

Конечно же, нет! Люди платят деньги за практические и полезные вещи, например, занятия на тренажерах, аэробику или боевые искусства.

Я ходил на тихоокеанские регаты, спускался в калифорнийские пещеры, висел в вертолете над Гранд Каньоном, пил ром с головорезами из Чиапаса, работал в поле под палящим солнцем Оахаки, видел величайшие холсты в лучших музеях мира, но нигде и никогда я не встретил козла, через которого нужно было бы перепрыгнуть.

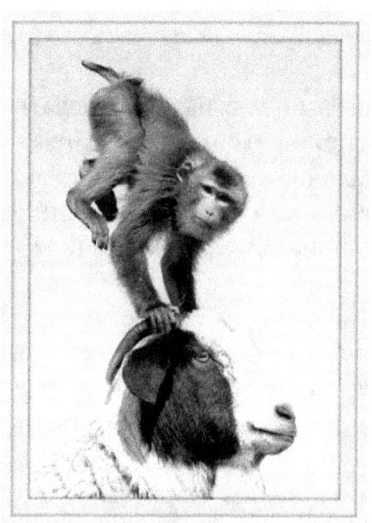

Школьные году чудесные чудесны не из-за школьной системы или предметов, а из-за бурлящей энергии юности, а школьная уравнительная система и непрактичные предметы, скорее, душат юность, нежели помогают ей.

К счастью, есть исключение — школы, в которых детей любят больше, чем дисциплину, а развитие логики и творческой искры ставят выше, чем результаты тестов.

И со временем таких школ будет все больше и больше.

От Непоседы Непоседам

> *Для образования жемчужины в раковине, лежащей на дне океана, нужна песчинка — что-то «неправильное», инородное. Совсем, как в искусстве, где истинно великое часто рождается «не по правилам».*
> — Альфред Шнитке

Я хочу поделиться некоторыми вещами с Непоседами-тинейджерами и взрослыми Непоседами.

Находите и развивайте свои таланты

Вы уже прекрасно поняли, что мир будет гнобить вас за вашу «лень», прокрастинацию, социальную неуклюжесть, импульсивность и прочие чудесные вещи, которые природа вложила в ваши мозги в форме СДВГ.

Но, помните, что природа, обделив в чем-то, что-то дает взамен.

А взамен Непоседы получают **существенный творческий потенциал, нестандартное мышление, драйв к свершениям, гиперфокус, интуицию.** Совсем, кстати, неплохой наборчик!

Но, чтобы полноценно воспользоваться этими дарами, мы должны **найти и развить** свои таланты, т.е., встроенные в нас предрасположенности к той или иной деятельности.

Чтобы **найти** талант, нужно испробовать себя во **многих разных** направлениях.

На это может уйти не один год, и Непоседа, скорее всего, будет бросаться из одной крайности в другую, набивать себе шишки, терять деньги и друзей, перескакивать от отчаяния к надежде и обратно.

И это нормально, это просто борьба за себя. Так лучше, чем поднять лапки и позволить Синдрому украсть ваше будущее.

У каждого из нас есть только одна жизнь, и нам самим решать, что с ней делать:

— растратить ее на печи или же
— превратить в увлекательное приключение **по поиску самого себя.**

Пока есть силы, желание, время, нужно искать себя, так как потом, когда время уйдет, оно уйдет навсегда, и уже не будет ни сил, ни желания — останутся только горечь об ушедшем, бутылка водки и сопли.

***

Благословен тот, у когда с детства есть четко определенные способности. Например, ребенок уже в 7 лет рисует так, что взрослые замирают в восхищении, и сам он просто плывет на волнах счастья, когда берет в руки карандаши.

Но для большинства из нас найти свой талант — это непростая задача. Поэтому нужно искать, чувствовать намеки судьбы, ловить флюиды, открыть свой ум, поверить в свою неординарность и поверить в то, что **мы... не настолько умны, чтобы оценить, какие вершины мы можем покорить и как высоко мы можем взлететь.**

Рискованное предприятие, например, иммиграция или бизнес, могут принести такой успех, который и не снился некоторым вашим друзьям, которые шли по жизни премудрыми пескарями.

О премудрых пескарях замолвим мы слово

И, как ни странно, одним из препятствий будет то, что я называю «loser talk» — «разговорчики неудачника», т.е. когда окружающие будут комментировать ваши действия с **негативными, насмешливыми, крылышкообрезающими или осуждающими нотками.**

Примеры:

«Ты, Вася! Ты! Хочешь начать свой бизнес? Да ладно! Там уже все схвачено. Все уже украли до нас.»

«Петя, ты хочешь уехать в Америку? Нас там никто не ждет!»

«Сынок, вот вспомни, у тебя в прошлый раз не получилось. Вот ведь снова бросишь!»

«Милый, а может не надо уходить с работы? Ну не нравится, но ведь копеечка-то капает! А эти проекты, ну что с них поимеешь?»

СДВГ ЛАЙФ ИЛИ ЗАПИСКИ ИЗ НЕПОСЕДСКОГО ДОМА

«Старики говорили — лучше синица в руке, чем журавль в небе.»

«Где родился, там и пригодился. Куда тебя несет?»

Ну, вы поняли.

Скажу сразу: с такими людьми лучше не делиться своими планами и, если возможно, лучше обрубить с ними общение подчистую.

Вы должны понимать, что **такие разговоры — это яд**, который может отравить ваше будущее, обрезать вам крылья, вложить в подсознание программу неверия в свои силы.

Кстати, вспомните, что одна из особенностей Непосед — это охлаждение к проекту, когда кто-то найдет в нем изъян.

Понятное дело, что когда идет речь о команде, это одно дело, в этом случае критика — это вещь естественная, другое дело, когда вы делаете проект сами. В последнем случае помните, что едкий комментарий может погубить ваш драйв.

***

Истина заключается в том, что будете вы что-то делать или ничего не будете делать, всегда найдутся те, кто будет вас критиковать или просто выражать свое МНЕНИЕ.

Это в природе людей.

Даже если вы пожертвуете собой, спасая чужую жизнь из-за любви и сострадания, то все равно найдется моральный урод, который примерит ситуацию на свое жалкое естество и публично заявит, что вы сделали это из-за каких-то низменных побуждений.

Как говорят военные, у КАЖДОГО человека есть две вещи: его анус и его мнение.

Когда речь идет о том, чего вы можете добиться, то окружающие могут засунуть свое мнение себе в анус, так как это не их жизнь, а ваша.

Мы и сами себя не знаем! Как же тогда окружающие, большинству из которых на нас наплевать (как и нам на них), могут что-то знать о том, чего мы можем или не можем достичь?

Поэтому самое лучшее — это забить на чужое мнение, и **НАПРОЛОМ** идти вперед к своей мечте. **Пусть балакают себе на завалинке — собака лает, караван идет.**

Напролом

Друг молодости сказал, что у меня есть способности композитора, но голос так себе.

В итоге, я записал диск со своими песнями и своим голосом в профессиональной студии в Калифорнии.

***

Знакомый американский писатель, прочитав мою пробу пера на английском (вступление к учебнику), сказал, что мой английский настолько плох, что мою писанину нужно переводить сначала двуязычному человеку со знанием русского и английского, а потом уже отдать текст американцу-корректору.

В итоге, я выпустил учебник на английском языке, на котором заработал десятки тысяч долларов и который до сих пор меня кормит. Плюс я получаю письма с благодарностью со всего света.

***

Когда я уезжал в Штаты: без денег, связей, права на работу, люди в Москве говорили мне: *«Куда ты? Тебя там никто не ждет!»*.

В итоге, я прожил в Калифорнии 15 лет, из которых большую часть проработал в компаниях Кремниевой долины, включая PayPal. Сейчас у меня вторая иммиграция... в которой меня тоже никто не ждет и меня это почему-то тоже не парит.

***

Я могу продолжать и продолжать, но суть дела в том, что я никогда не отличался какими-то выдающимися способностями.

Вокруг меня всегда были люди более продвинутые по всем показателям: интеллекту, слогу, математике, иностранному языку, харизме, усидчивости, внутренней силе. Я во втором поколении с высшим образованием — моя бабушка по маме даже не умела читать!

Но у меня есть один ингредиент, который двигал меня вперед. На каком-то интуитивном уровне я понимал, что со всеми моими проблемами, включая СДВГ, **у меня есть только один способ чего-то добиться — это ТУПО ИДТИ НАПРОЛОМ,** как локомотив, как носорог или человек, которому нечего терять.

Простая жизнь

Вам никогда не казалось, что с рождения нас ставят на некий конвейер: **детсад -> школа -> институт -> семья и работа -> пенсия -> гроб?**

Вот правила этого конвейера:

— Нужно хорошо учиться в школе (**даже если в школе учат разной ерунде**)

— Нужно уважать старших (**даже если они дураки и подонки**)

— Нужно найти себе хорошую работу в хорошей фирме (**даже если тебя выворачивает от этой работы**)

— Нужно добиваться профессионального успеха, положения, влияния (**чтобы все было, как у людей**)

— Нужно купить себе дом и автомобиль (**даже если при этом придется на 30 лет попасть в кабалу к банкирам**)

— Нужно заработать много денег

— Нужно иметь последний смартфон

— Нужно ездить на модные курорты.

Таких «нужно» еще много. Мы словно заключены в рамки неких установок, которые придумали не мы, но которые считаются **очевидными** жизненными целями.

***

Я говорил на эту тему со многими людьми, и вот реакция большинства:

1. Признать, что да, надоело быть хомяком в колесе.
2. **Тут же придумать оправдание**, почему ничего нельзя изменить.

Все верно:

Если ты хочешь что-то делать — ты найдешь 1000 способов.

Если ты не хочешь чего-то делать, то ты найдешь 1000 оправданий.

***

Я знал людей, вся собственность которых заключалась в рюкзаке с вещами. Это были самые счастливые люди, которых я встречал. Они не были фанатиками или поехавшими — просто обычные люди, которые не хотели быть частью матрицы.

Как они жили?

Например,

— служили **в центрах Випассаны**
— помогали в ретритах для йоги/аяуаски
— подряжались на волонтерские работы там, где давали еду и кров
— подрабатывали ремонтом или продажей собственноручно изготовленных украшений.

***

Нет денег на аренду дома? Тысячи европейцев и американцев вложились в недвижимость для инвестиций/отдыха/будущей пенсии и ищут ответственных людей, которые бы просто жили в этих пустующих домах. **Бесплатно! И такая недвижимость есть по всему свету!**

Это деятельность называется **house sitting**. Хороших хаус ситтеров днем с огнем не сыщешь — они нарасхват. Кто такой хороший хаус ситтер? Тот, кто не загаживает дом, не устраивает пьянок-погромов, иногда поливает цветы — в общем, требования гораздо ниже, чем для устройства на завод или в офис.

СДВГ ЛАЙФ ИЛИ ЗАПИСКИ ИЗ НЕПОСЕДСКОГО ДОМА

Например:

*одна моя знакомая **живёт бесплатно** в красивом доме с большим участком на берегу озера Ареналь — одном из живописнейших мест Коста-Рики. Ей не нужно платить рент, а зарабатывает она продажей квашеной капусты, кефира и тому подобных вещей. У нее нет гламурных причиндалов — дизайнерского шмотья, айфонов с бриллиантами, навороченных лексусов, но она свободна и счастлива.*

Например:

мой знакомый с образованием уровня ПТУ живет часть времени в Коста-Рике, часть времени в Швейцарии. Как он может себе это позволить? Он научился строить шикарные бассейны из натурального камня и, кроме того, отлично делает ремонт. Он повсюду нарасхват.

***

Говоря о возможностях: Новая Зеландия остро нуждается в электриках и готова предоставить им резидентство. Вы знаете многих российских электриков, которые воспользовались этой возможностью?

Возможностей у нас полно, у нас настоящих буйных мало (с)

***

Конвейер, на который ставится человек при рождении, и рамки, которые ему навязывают, были придуманы Ботаниками для Ботаников. Непоседы не вписываются в эти рамки.

Непоседы должны искать свою среду, свой талант, свой стиль жизни — иначе, это вечная игра на чужом поле по чужим правилам.

Непоседа

— обычно не вписывается в общество
— понимает, либо подсознательно чувствует, что все устроено как-то не так
— имеет достаточно безрассудства сделать решительный поступок.

А значит, именно ему будет проще взять и радикально изменить свою жизнь к лучшему.

Знай себя

Знай себя! Для Непоседы это первостепенно.

Когда ты знаешь себя, то **ты четко понимаешь** что ты хочешь, что можешь, что делает тебя счастливым или несчастным, какой круг общения тебе нужен, в какой среде ты себя чувствуешь комфортно и т. д.

Все эти *пробы* разных вещей, о которых я говорил, нужны не только для того, чтобы найти свой талант, но и чтобы понять множество других вещей, которые подпадают под «Знай себя».

Пример:

Допустим, нужно сделать домашнее задание.
Какая идеальная обстановка должна быть для этого?
В голове сразу вырисовывается тихая комната, письменный стол, мягкий свет настольной лампы.

И это может работать для многих, но не обязательно для всех.

Например, может быть ЛИЧНО вам будет удобней работать при включенном телевизоре. Или, может быть, фоном должна быть музыка. А, может быть, лучше работается, лёжа на диване или стоя.

***

Непоседа часто испытывает позыв встать и размяться. Это ваш мозг говорит, что он устал. **Послушайте его!**

Встаньте, пройдитесь по квартире, поиграйте на гитаре, погладьте кота, перекиньтесь с домашними парой слов. Помочь сможет даже одна минута отдыха!

Ещё поработали? Снова хочется встать и размяться? Вставайте и разминайтесь — будет только лучше.

***

Если есть отвлекаемость на звуки, купите себе специальные шумопонижающие наушники, используйте затычки и/или слушайте белый шум Вселенной.

***

Может быть, **лично вам** удобно работать над несколькими задачами одновременно — вы тратите по несколько минут на каждую задачу, прыгая от одной к другой. Почему нет, если это работает для вас?

***

Поспорьте с кем-то, чьим уважением вы дорожите, что сделаете проект, или пообещайте такому человеку, что сделаете что-то. Страх потери лица может помочь сделать намеченное.

***

Прочитайте книгу **Карен Прайор «Не рычите на собаку»**. Разберитесь, что такое позитивное и негативное подкрепление, и придумайте себе систему наград и лишений.

Пример:

нужно сделать рутинное дело — поменять моторное масло:

Позитивное подкрепление: после замены масла заехать в магазин по соседству и купить вкусной рыбки.

Негативное подкрепление: лишите себя покоя, прочитав на интернете, сколько будет стоить замена движка.

***

У многих Непосед — проблемы с чтением. Вот что можно сделать:

1. Скачайте аудиокнигу
2. Один наушник в ухо
3. Другое ухо держим открытым для того, чтобы слышать, что творится вокруг, и
4. Вперед в парк.

Прогулка и учеба одновременно! Прекрасная комбинация.

***

Может быть, те подходы, которые вы найдете для себя лично, будут внешне казаться необычными, нелепыми, странными. Ну и что??? Это — ваша жизнь и, в данном случае, есть один главный критерий — **если это работает, то это во благо.**

***

Как говорит один мой знакомый: *«Все нужно испытывать на себе. Кроме героина. Героин уже испытали до нас.»*

Симптомы Синдрома можно смягчить, и для этого есть много путей. Но узнать эти пути можно, только изучая себя, идя сквозь поиск и пробы, продираясь через ошибки и разочарования.

Но другого пути нет, вернее, он есть и называется — поставить на себе крест.

Возвращаясь к развитию таланта: гонка с самим собой

Одной из вещей, которая на много лет украла у меня драйв к творчеству и поиску себя, было **сравнение себя с другими.**

У меня довольно средний интеллект, множество людей, которых я знаю, гораздо умнее и успешнее меня. Я работал в компаниях Кремниевой долины, куда со всего света съезжаются талантливейшие программисты. Что и говорить о моих способностях писателя, композитора или певца, когда есть Виктор Пелевин, Эндрю Ллойд Вебер или Лучано Паваротти?

***

Какая ерунда! У каждого из нас был настолько разный старт — и семья, и эпоха, и гены, и среда в целом — что, даже по элементарной логике, мы не можем сравнивать себя с другими.

Сила воли — великая вещь, но, родись тот же Эндрю Ллойд Вебер в джунглях Амазонки, он никогда бы не смог развить свой гений композитора, и если бы Тайгер Вудс родился в средневековой Франции, то он никогда бы не стал звездой гольфа.

Мы все неравны по всем параметрам, и поэтому сравнивать себя с кем-то — тупейшая затея! Брать пример — да, учиться у лучших — обязательно, но не смотреть на чужой успех и говорить: *«На его месте должен был быть я»*.

Когда мы говорим о развитии таланта, есть **единственная железобетонная мера успеха — это если сегодня ты что-то делаешь лучше, чем вчера**. Даже маленький прогресс — это уже успех. Вот и все.

Когда начинаешь соревноваться **сам с собой**, то меняется мироощущение. Теперь это уже не постоянное сравнение себя с кем-то, а просто некая игра, когда ты смотришь на себя вчерашнего и бросаешь мини-вызов: *«А сегодня я смогу сделать шажок вперед?»*.

От этого успокаивается мозг, и хочется, на самом деле, сделать этот маленький шажок.

Потом вдруг этого шажка недостаточно, наступает некий азарт, и вот уже появляется ощутимый прогресс:

— учится иностранный язык
— находятся силы закончить проект
— внезапно начинаешь лучше к себе относиться,
— внезапно становится наплевать, что думают о тебе окружающие.

Если даже сегодня нет прогресса, то можно просто наслаждаться своими мыслями, навыками и тем немаловажным фактом, что ты пока еще не сыграл в ящик.

Practice makes perfect

То, что ты являешься Непоседой, не повод к тому, чтобы поднять вверх лапки или все валить на Синдром.

Да, мир к нам несправедлив, но он несправедлив ко всем — по крайней мере, в разрезе одной жизни. Все так или иначе страдают, а судьба лучших из нас зачастую и вовсе трагична.

В общем, не надо жалеть себя, отчаиваться или ставить на себе крест.

Одним из главных достоинств Ботаника, даже Ботаника-посредственности, является его **способность практиковаться в чем-то, даже когда ему это надоело**. Непоседа так не может и это реальная проблема, так как **practice makes perfect** — практика приводит к идеалу.

Не один раз и не два я видел, как человек, начисто лишенный таланта, добивался своего долгой нудной практикой.

Например,

одна моя знакомая из Калифорнии. *Она может взять и сыграть с листа Шопена или Бетховена. Выучка безукоризненная. Китайское воспитание, основанное на муштре.*

Однажды я написал мелодию и попросил знакомую наиграть ее. Нет проблем!

Когда же я попросил написать вариацию или развить тему, то бедная девушка была в ступоре, так как от нее никогда не требовалось что-то придумать.

Мораль сей басни такова: **если Непоседа, который обычно одареннее, чем Ботаник, сможет каким-то образом научиться найти мотивацию, которая поможет ему раз за разом поднимать задницу и раз за разом практиковаться в чем-то, то он сможет свернуть горы.**

Попробуйте найти **сильную мотивацию**, подключенную к какому-то глубинному уровню подсознания. Мотивацию, которая не будет угасать так же быстро, как обычно.

Пример,

мотивацию для занятий спортом можно развить, подключив спорт к
— инстинкту самосохранения («Я хочу научиться драться»)
— инстинкту размножения («Я хочу больше нравиться женщинам»).

Самоедство

Непоседа часто лажает. И это факт жизни. **Научитесь себя прощать, иначе эти маленькие и большие неудачи будут тянуть вас вниз, и все будет только хуже.**

Чувство вины — это одна из самых страшных вещей, которую нужно гнать поганой метлой из своего сердца. Прошлое — нереально. Если причинил кому-то боль — повинись, покайся, поплачь, исправь, если можешь, — и иди вперед.

***

Мы летим в космосе на маленьком шарике из грязи. Пропади наша Земля, наша Солнечная система, наша Галактика — ничего во Вселенной принципиально не изменится. **Вот подумайте, насколько важно в планетарных масштабах, что вы сделали какую-то нелепость?**

Когда болит душа, то кажется, что весь мир должен услышать, прочувствовать вашу боль, но это все фигня. Миру наплевать. **Ты либо заботишься о себе, либо запускаешь себя.** Все просто.

Поэтому можно или грызть себя, или просто забить и идти дальше. **Забить и идти дальше — лучше, чем залезть в нору самоуничижения.** Это ваш выбор, и не думайте, что другим живется проще, чем вам. У каждого из нас — свои невидимые сражения.

Я знаю многих богатых и состоявшихся людей, и я также знаю об их проблемах. Если бы мне предложили обменять мои проблемы на их проблемы и получить их статус и деньги, я бы выбрал остаться при своем и при своих.

Мы склонны к тому, чтобы преувеличивать свои проблемы и преуменьшать свои благословения. В то же время, мы преуменьшаем проблемы других (или вовсе не знаем о них) и преувеличиваем их благословения.

Проблемы есть у всех, и поскольку очень успешные люди получили чего-то очень много (слава, деньги, талант), то в чем-то (обычно, очень важном) у них есть крупная недостача.

Мне нравится христианская притча о том, как человек жаловался Богу на свой тяжелый крест и просил выдать ему другой. Бог привел его на поле, где было много крестов. Человек выбрал самый легкий. Бог ему говорит: «Так это и есть твой крест!»

Давайте разбираться со **своими** жизнями и сравнивать себя только с собой.

***

Еще помогает юмор. Чем проще и с юмором воспринимаешь себя, свои действия, свое место в этом мире — тем проще живется. Умение смеяться над собой — одно из важнейших.

Вместо того, чтобы убиваться о чем-то, а убиваемся мы обычно по пустякам, можно посмотреть на себя со стороны, пошутить, озвучить тот самый изъян или промах, о котором все и так знают. Все! Вопрос решен. Обстановка разрядилась, ты показал свою силу, и у оппонента, если таковой имеется, уже нет аргумента — ты же сам над собой уже посмеялся.

Ловите вспышки гиперфокуса

У нас, Непосед, есть **секретное оружие — гиперфокус**.

Это мощный разгон мотивации, работоспособности и концентрации, и это непоседский шанс, чтобы наверстать упущенное и/или сделать что-то грандиозное. Поэтому, **когда приходит гиперфокус, не тупите и отдавайтесь ему.** Не отмахивайтесь от него. Пусть он несет вас на своих крыльях и дает топливо вашим талантам.

Естественно, я говорю не о видео играх или подобных растратчиках времени. Я говорю о творчестве, работе, учебе — тех вещах, которые поднимают нас на следующий уровень.

Приходит гиперфокус, отложите, по возможности, другие дела и вперед к свершениям!

***

Вот еще одна важная вещь, о которой я уже говорил. Если гиперфокус более-менее стабильно приходит при каком-то деле, то это один из индикаторов, что это — ваше дело.

Непоседа только тогда может вырваться из душащих его сетей ботанической жизни, когда найдет свое дело.

Поэтому, следуйте за сердцем, прислушивайтесь к своей интуиции, ловите флюиды и отмечайте, когда и при каких обстоятельствах включается ваш гиперфокус.

Вместо послесловия

Будьте милосердны, ибо каждый, кого вы встретите, ведет тяжелый бой.
— Джон Ватсон

Вместо послесловия я не придумал ничего лучше, чем написать Манифест Непоседы — обращение Непосед к своим близким.

Манифест непоседы

У меня есть много мерзких особенностей, которые бесят окружающих и мешают им жить.

Поверьте, эти особенности бесят меня не меньше, чем вас, и мешают мне жить больше, чем вам.

В том или ином виде, но каждый день жизнь напоминает мне, что я не такой, как все. Я стараюсь адаптироваться и вписаться, но чем больше я стараюсь тем больше понимаю, что ответы находятся внутри меня... и что мне нужна помощь, чтобы найти их.

Моя жизнь — это дикая чехарда, американские горки, театр абсурда, но даже мне, а вернее, мне тем более, нужны попутчики, которые просто смогут принять меня таким какой я есть.

И если не вы, мои близкие, кто примет и утешит меня? Кто скажет мне, что я выстою, сумею, прорвусь?

СДВГ ЛАЙФ ИЛИ ЗАПИСКИ ИЗ НЕПОСЕДСКОГО ДОМА

Кто наврет мне в глаза и скажет, что все будет хорошо с такой верой, что на самом деле все будет хорошо?

Я никого ни в чем не обвиняю. Мне просто хочется передышки от сражений, которые я проигрываю одно за другим. Но я верю в новую жизнь, где смогу побеждать. Для этого мне нужно самое ценное и дорогое, что вы можете дать мне — любовь без вопросов, сомнений, условий.

И тогда мой путь будет не одинок... И я скажу себе:

«Я иду по этому пути. Он не легок, но никто не обещал нам легкой прогулки. Я пытаюсь жить осознанно и я не один. И это лучше, чем одиноко брести во тьме.»

Всех обнимаю и желаю добра.

Роман Савин

Калифорния — Коста-Рика, 2013—2016

Контакты

Мой емейл: roman@sdvglife.org
Сайт Записок: sdvglife.org
Группа в Фейсбуке: https://www.facebook.com/sdvglife.org/

Приложение 1

Ниже приведены критерии Синдрома, определенные в американском Руководстве по диагностике и статистике психических расстройств (Diagnostic and Statistical Manual of Mental Disorders). На 2016 год версия справочника имеет аббревиатуру DSM-V. Перевод — мой с некими заимствованиями из статьи о СДВГ в русской Википедии. Вы можете пройти интерактивный тест на СДВГ (согласно DSM-V) на сайте Записок: sdvglife.org

Критерии диагностики СДВГ согласно DSM-V

А. Постоянные проблемы, связанные с невнимательностью и/или гиперактивностью-импульсивностью и влияющие на функционирование индивида или его развитие, как раскрыто в **(1)** и/или **(2)**:

---

(1) Невнимательность

Шесть (или более) нижеследующих симптомов **невнимательности** *стабильно проявлялись* в течение по крайней мере 6 месяцев и выражены настолько, что имеется несоответствие уровню развития, а также налицо *негативное непосредственное влияние* на академическую/профессиональную деятельность.

Примечание: Симптомы не являются в чистом виде проявлением оппозиционного поведения, демонстративного неповиновения, враждебности или проблем в понимании поручений или инструкций. Для подростков постарше и взрослых **(17 и старше)**, по крайней мере, 5 симптомов обязательны.

---

(1) Невнимательность

a. Часто неспособен удерживать должное внимание на деталях или допускает небрежные ошибки в школьных заданиях, работе и других видах деятельности.

Например, не замечает или пропускает детали, работа сделана неточно.

b. Часто с трудом сохраняет внимание при выполнении заданий или во время игр.

Например, с трудом сохраняет фокус на лекциях, при разговоре, во время долгого чтения.

c. Часто кажется, что он не слушает обращенную к нему речь.

Например, его ум бродит где-то в другом месте, даже в случае отсутствия очевидного отвлекающего фактора.

d. Часто не следует до конца инструкциям и не выполняет до конца работу в классе, поручения по дому или обязанности на рабочем месте.

Например, начинает работу, но быстро теряет фокус и легко уходит от темы в сторону.

e. Часто испытывает затруднения с организацией уроков и занятий.

Например, проблема в продвижении от одного задания в цепочке к другому, трудности в том, чтобы держать материалы и личные вещи в порядке, небрежная неорганизованная работа, плохой менеджмент времени, не успевает закончить работу в срок.

f. Часто избегает, не любит или с неохотой берется за вещи, которые требуют сохранения умственного усилия.

Например, школьные задания или домашнюю работу по школе, для подростков постарше и взрослых - подготовка отчетов, заполнение форм, изучение длинных текстов.

g. Часто теряет вещи, нужные для уроков или занятий.

Например, тетрадки, учебники, карандаши, книги, инструменты, ключи, бумажные формы, очки, мобильные телефоны.

(1) Невнимательность

h. Часто легко отвлекается на посторонние раздражители. Для подростков постарше и взрослых сюда входят и мысли, несоответствующие времени/месту.

i. Часто забывчив в повседневной деятельности.

Например, забывчивость в работе по дому, при исполнении поручений; для подростков постарше и взрослых - забывают возвращать звонки, оплачивать счета, приходить на встречу или прием (к врачу, напр.).

(2) Гиперактивность-импульсивность

Шесть (или более) нижеследующих симптомов **гиперактивности-импульсивности** *стабильно проявлялись* в течение, по крайней мере, 6 месяцев и выражены настолько, что имеется несоответствие уровню развития, а также налицо *негативное непосредственное влияние* на академическую/профессиональную деятельность.

Примечание: Симптомы не являются в чистом виде проявлением оппозиционного поведения, демонстративного неповиновения, враждебности или проблем в понимании поручений или инструкций. Для подростков постарше и взрослых **(17 и старше)**, по крайней мере, 5 симптомов обязательны.

a. Часто производит нервные движения кистями или стопой или ерзает и извивается, сидя на стуле.

b. Часто покидает свое место в классе или в других ситуациях, когда ожидается, что человек должен сидеть.

Например, покидает свое место в классе, в офисе или другом месте работы, или в других ситуациях, когда ожидается, что человек должен сидеть.

c. Часто без удержу бегает взад-вперед или лазает в ситуациях, когда это неприемлемо.

Примечание: подростки и взрослые могут не бегать, прыгать или лазать, а испытывать беспокойство и чувствовать себя не в своей тарелке.

(2) Гиперактивность-импульсивность
d. Часто испытывает затруднения, чтобы поиграть или провести досуг тихо.
e. Часто находится в постоянном движении и ведет себя так, как будто к нему "приделали мотор".
Например, совершенно не может или не может комфортно оставаться на одном месте в ресторанах или на совещаниях; возможно окружающие считают его беспокойным человеком или человеком, с которым трудно иметь дело.
f. Часто не в меру болтлив.
g. Часто выпаливает ответ до того, как вопрос был задан полностью.
Например, оканчивает предложения, когда говорят другие; не может дождаться своей очереди для вступления в разговор.
h. Часто испытывает трудности в ожидании своей очереди.
Например, в магазине или при игре.
i. Часто прерывает или достает окружающих.
Например, без приглашения влезает в разговор, игры или активности; может пользоваться чужими вещами без спроса; для подростков или взрослых - могут вмешаться в чужую работу или продолжить чужую работу сами.

B. Несколько симптомов невнимательности или гиперактивности-импульсивности имели место до **12 летнего возраста**.

C. Несколько симптомов невнимательности или гиперактивности-импульсивности имеют место в 2-х или более видах окружающей обстановки. Например, в школе, дома, на работе; с друзьями или родственниками; и т. д.

D. Должно быть четкое свидетельство, что эти симптомы ухудшают качество или препятствуют нормальному функционированию социальных, академических или связанных с работой/учебой вещей.

Е. Симптомы не проявляются исключительно при шизофрении или другом психическом расстройстве и не объясняются правдоподобнее другим психическим расстройством. Например, расстройством настроения, тревожным неврозом, диссоциативным расстройством, личностным расстройством, интоксикацией или синдромом отмены.

Укажите на одно из 3:

314.01 (F90.2) **Смешанный тип**: соответствие критериям А1 (невнимательность) и А2 (гиперактивность-импульсивность) в течение последних 6 месяцев

314.00 (F90.0) **Преимущественно Невнимательный Тип**: соответствие критерию А1, несоответствие критерию А2 в течение последних 6 месяцев

314.0 (F90.1) **Преимущественно Гиперактивно-Импульсивный Тип**: соответствие критерию А2, несоответствие критерию А1 в течение последних 6 месяцев.

*Укажите: **в частичной ремиссии**.*

В случае, если было полное соответствие критерию раньше, неполное соответствие в последние 6 месяцев, и симптомы все еще оказывают негативное влияние на нормальное функционирование социальных, академических или связанных с работой/учебой вещей.

Укажите наблюдаемую степень:

Слабая

Имеют место лишь некоторые (или никакие) симптомы в довесок к необходимым для постановки диагноза. И симптомы оказывают слабое негативное влияние на социальную жизнь или род занятий.

Средняя

Имеют место симптомы или нарушения в жизнедеятельности между **Слабой** и **Сильной** степенями.

Сильная

Имеют место множество симптомов в довесок к симптомам, необходимым для постановки, или же некоторые из симптомов выражены особенно сильно, или же симптомы оказывают явное негативное влияние на социальную жизнь или род занятий.

Оглавление

Карьера Савина. Начало 4
   Освобождение от ответственности 9
Часть 1. Неведомая фигня 11
Марафон на костылях или рыба на дереве 12
   Разрешите представиться 12
   Общество можно понять 14
   Синдром — это инвалидность 16
   И тут у нас затруднение 19
   Suffering... 21
   Рептилоиды реальнее, чем Непоседы 21
   Я люблю тебя жизнь и надеюсь, что это взаимно . 23
   И правда сделает нас свободными 24
   И вас вылечат. И меня вылечат 25
   Кто? Что? Зачем? и Почему? 25
   О структуре Записок 27
Трое в лодке, не считая Туаретта 29
   О Диме и Мите замолвим мы слово 29
   СДВ (Г), как много в этом слове для сердца
   русского слилось 31
   Винегрет 32
   Ты сегодня мне принес не букет из пышных роз .. 34
Два типа Непосед плюс варианты 36
   Тип 1. Непоседа Невнимательный 36
   Тип 2. Непоседа Импульсивно — гиперактивный . 67
   Краткое сравнение 2-х типов 77
   Что будет, если пустить Синдром на самотек 78
Бочка, ложка, деготь, мед 81
   Бочка дегтя 81
   Ложка меда 84
Гиперфокус 85

Внезапно хорошая новость 85
Спокойствие, только спокойствие 86
Стресс? Это норма! 87
В тихом омуте... 88
Секретное оружие 88
Дичь с рисовым гарниром 88
Как я написал свою первую тожекнигу 89
Часть 2. Черная кошка в темной комнате 92
Любопытная история Финеаса Гейджа 93
   Гвозди бы делать из этих людей 93
   «Это больше не Гейдж» 97
Возможные причины Синдрома 100
   1. Каким образом можно «подцепить» Синдром .. 100
   2. Какие именно нарушения в мозге являются
   причиной Синдрома 107
   3. Эволюционные предпосылки Синдрома:
   охотники и фермеры 116
   4. Тоскуя об ушедшем (шутка) 120
Диагностика Синдрома 125
Лучик надежды 134
   Правда 134
   Голова в песке 135
   История американского Андрюши 136
   Мнение подруги 138
   Пост, молитва, радио «Радонеж» 138
   Молчание — золото 141
   Безумству храбрых поем мы песню 142
Часть 3. Диалоги с Отрицалой 143
В частности сами диалоги 144
   Завершение разговора с Отрицалой 166
Часть 4. И вечный бой... 167
Аж две хорошие новости 168
   Первая хорошая новость 168

Вторая хорошая новость 168
Я, моя среда и семь пятниц на неделе 169
   Найди себя или потеряй все 169
   Полезные вопросы 170
   Непоседские профессии 174
   Вечная мерзлота, кирпичные стены и тараканы
   в голове 175
   Итог 178
Психостимуляторы и все, все, все 179
   Здесь не все так однозначно... 179
Вздох глубокий, руки шире 185
   Полчаса, да с утречка 185
   Скан мозга после физической нагрузки 186
   Черепушка изнутри 187
   Травмы мозга — не предмет для шуток 189
   Пинг-понг — лучший непоседский спорт 190
   Было бы желание... 191
В здоровом теле здоровый сон 193
   Ребенок не может уснуть 194
   Ребенок поздно ложится спать 197
   Проблемы со сном? Время принимать меры 198
   Ребенку не дают высыпаться внешние факторы .. 202
Не забываем закусывать 203
   Заграница (в частности, Голландия) нам поможет 205
   К сожалению, не все так просто... 206
   Куда податься бедному студенту? 207
   Два подхода к элиминационной диете 208
   Чемпионы мозготравли 209
   Не хлебом един жив человек 211
   Сахар — легальный кокаин 215
   Непоседская еда 220
   Лечение второго мозга 226
Аминокислоты и другие добрые таблеточки 227

L-Tyrosine. Волшебная аминокислота 228
N-Acetyl L-Tyrosine 228
Alpha GPC 228
Витамин D 229
Магний 229
Глицин 230
5-HTP 230
Прочие добавки 230
Мой утренний коктейль 231
Занималки или, по-заморски, «фиджеты» 233
Помощь Непоседушке в школе 241
   Непоседские трудности в школе 241
   Родитель, Непоседа, школа... 242
   Как учитель может помочь Непоседушке 243
Терапия 248
   Поведенческая терапия 248
   Еще раз о позитивном и негативном
   подкреплении 250
   Тренировка социальных навыков 250
   Тренировка эмоционального интеллекта 252
   Прочие виды терапий 252
Вопрос видео игр 254
   В чем фишка 254
   В чем проблема 255
   Родительский вопрос 256
   Выход 257
   С другой стороны... 257
Лайфхаки 258
   Как Делать Дела (Getting Things Done) 258
   Чеклисты 259
   Сброс информации в EVERNOTE 259
   Календарь 260
   Делегирование 260

- Время разбрасывать камни ... 260
- Патруль времени ... 261
- Мнемоника во дворце с секретаршей ... 261

Медитация ... 262
- Пять минут в день ... 263

Часть 5. Мысли вдогонку ... 264

Зачем нужна такая школа? ... 265
- Цыпленок и арбуз ... 265
- 10 лет от звонка до звонка ... 266

От Непоседы Непоседам ... 276
- Находите и развивайте свои таланты ... 276
- О премудрых пескарях замолвим мы слово ... 278
- Напролом ... 280
- Простая жизнь ... 282
- Знай себя ... 286
- Возвращаясь к развитию таланта: гонка с самим собой ... 290
- Practice makes perfect ... 292
- Самоедство ... 294
- Ловите вспышки гиперфокуса ... 296

Вместо послесловия ... 298
- Манифест непоседы ... 298

Приложение 1 ... 300
- Критерии диагностики СДВГ согласно DSM-V ... 300

Роман Савин

СДВГ Лайф или Записки из непоседского дома

Иллюстратор Сергей Нестеренко
Консультант Игорь Близнюков
Консультант Зоя Савенкова
Консультант Марина Латыш
Фотограф Ирина Макушина

Создано в интеллектуальной издательской системе Ridero